AF325426

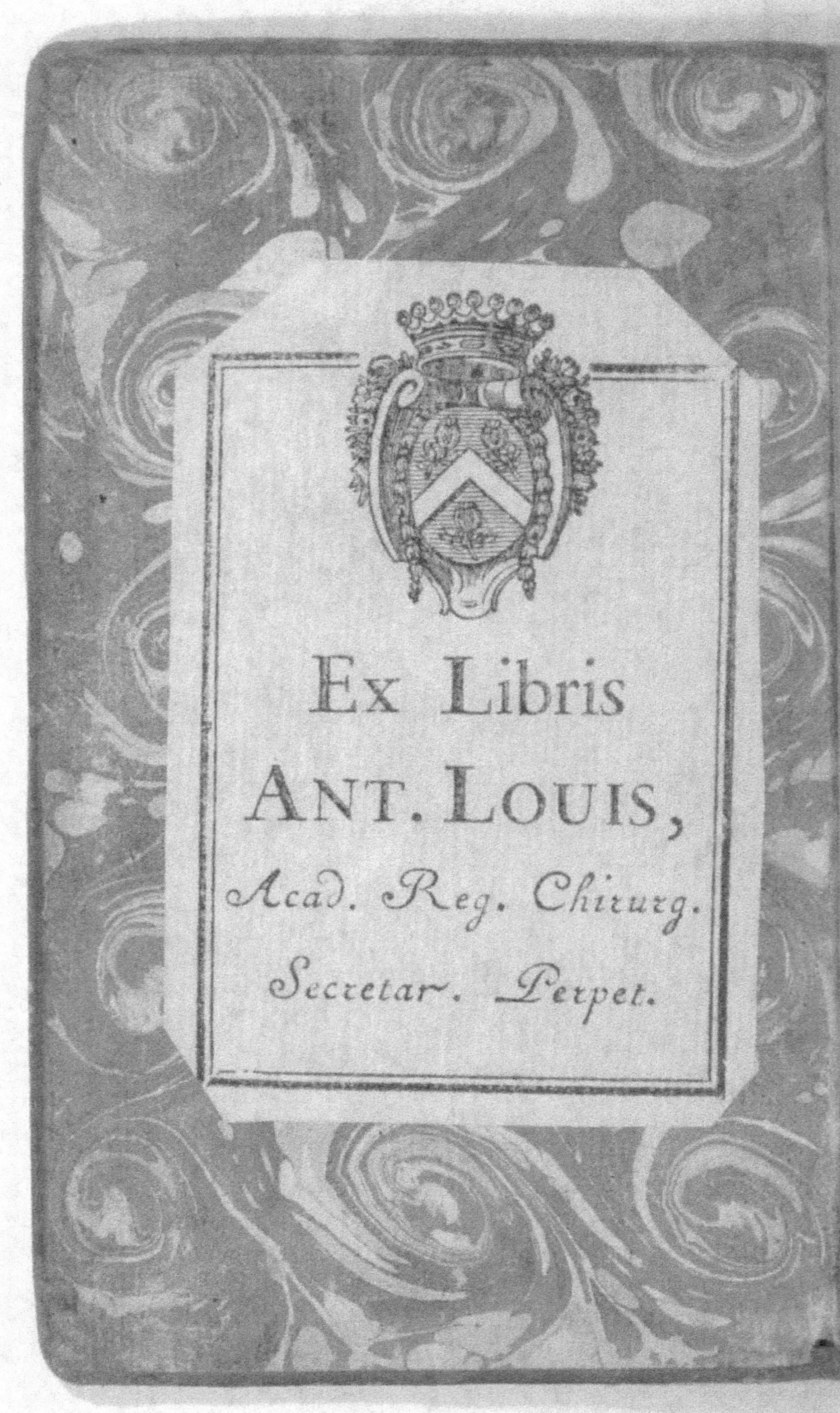
Ex Libris
ANT. LOUIS,
Acad. Reg. Chirurg.
Secretar. Perpet.

LETTRES

SUR

LA CERTITUDE

DES SIGNES

DE LA MORT.

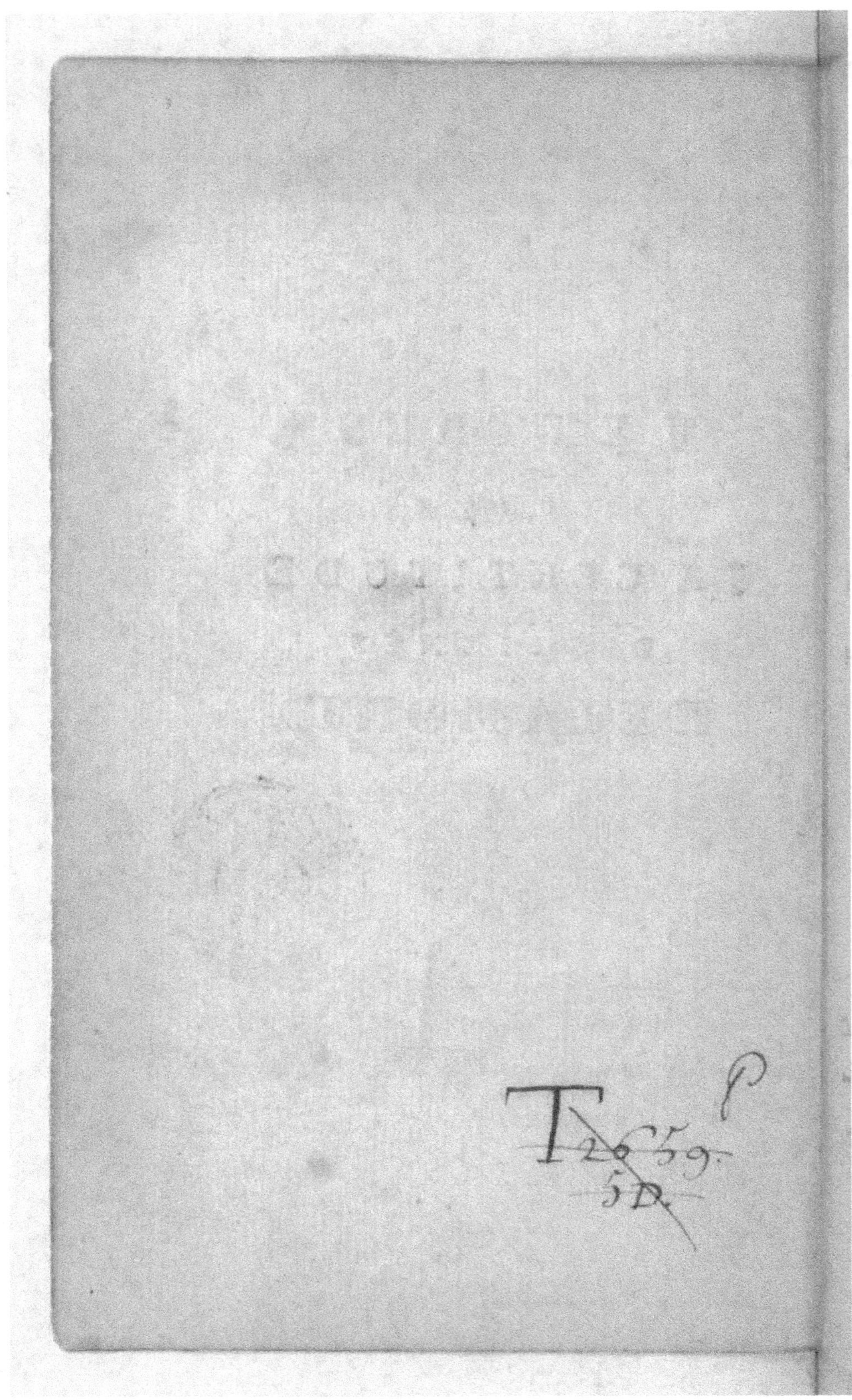
T 2659.
5D

LETTRES
SUR
LA CERTITUDE
DES SIGNES
DE LA MORT,

Où l'on rassure les Citoyens de la crainte d'être enterrés vivans.

AVEC

Des Observations & des Expériences sur les Noyés.

Par M. LOUIS, Conseiller & Commissaire pour les Extraits de l'Académie Royale de Chirurgie, Démonstrateur Royal, & membre de la Société Royale de Lyon.

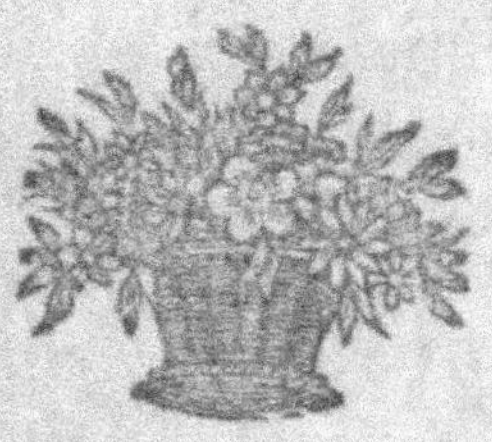

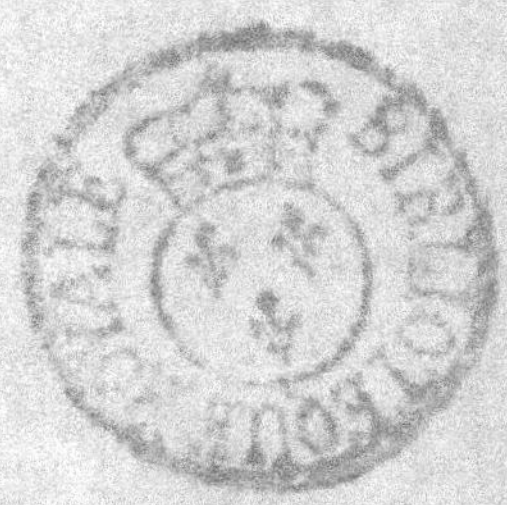

A PARIS,

Chez MICHEL LAMBERT, Libraire, rue S. Jacques.

___

M. DCC. LII.

Avec Approbation & Privilége du Roi.

TABLE SOMMAIRE.

LETTRES

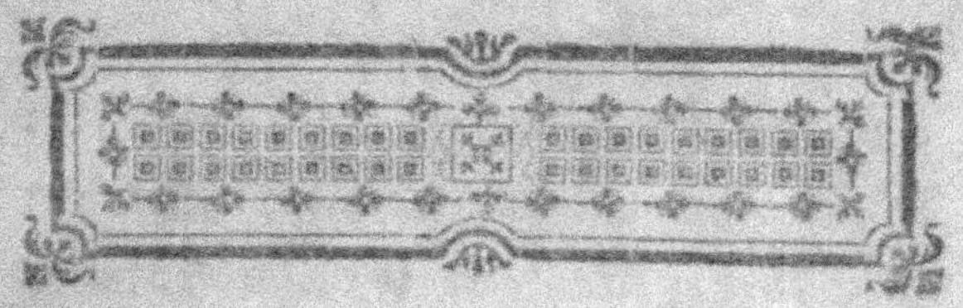

LETTRES

SUR LA CERTITUDE

des signes de la Mort, où l'on rassure les Citoyens de la crainte d'être enterrés vivans.

PREMIERE LETTRE.

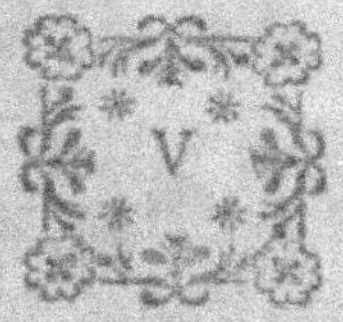

VOUS êtes persuadé, Monsieur, qu'un grand nombre de personnes ont été mises dans le tombeau avant que d'avoir payé le tribut inévitable qu'elles devoient à la nature. Les histoires que vous avez lûes sur ce sujet ont fait sur votre esprit l'impression la plus vive. Il est vrai qu'il ne peut y avoir de sort plus triste

A

que celui d'être enterré vivant :
les horreurs d'une pareille situation
font inexprimables ; elles doivent
furpaffer celles des plus grands fup-
plices. Vous penfez continuellement
que vous pouvez être un jour la
victime d'une aussi cruelle méprife :
ces idées vous accablent , & vous
mettent dans l'état le plus affligeant.
J'essayerai , Monsieur , de diffiper vos
frayeurs & de mettre le calme dans
votre imagination allarmée. Pour
combattre vos préjugés , je dois les
attaquer dans leur principe : vous les
avez pu fés dans la differtation que
M. Bruhier, Docteur en Médecine , a
publié fur l'incertitude des fignes de
la Mort. J'efpere vous faire voir que
cet état a des fignes certains. La
multiplicité des faits recueillis par
cet Auteur , les exemples de réfurrections que lui fournit l'antiquité la
plus reculée , & les inductions qu'il a

tirées des coutumes observées dans
tous les tems par différens peuples
au sujet des sépultures, lui paroissent
des preuves incontestables de l'incertitude des signes de la Mort. Je me
propose de vous démontrer la foiblesse
& l'insuffisance de ces preuves. Je dis
plus ; la plupart de ces faits prouvent
directement la proposition contraire ;
ils établissent la certitude des signes de
la Mort. La conservation des sujets
jusques à ce que la pourriture s'en soit
emparé est, selon M. Bruhier, la précaution la plus sûre pour éviter la sépulture des vivans. La sagesse de ce
précepte ne s'est point présentée à mon
esprit d'une maniere persuasive. Les
réflexions que j'ai faites d'après l'expérience, m'ont convaincu que la putréfaction que l'on croit être un signe
indubitable de la Mort, non seulement exposeroit les survivans à des
inconvéniens très-funestes, mais mê-

me qu'elle étoit un signe aussi douteux que les marques qu'on a regardées jusqu'ici comme les moins certaines.

Cette question est des plus importantes. Elle intéresse tous les hommes dans quelque rang qu'ils soient placés. La Mort est le terme fatal où aboutissent les honneurs, les richesses & les dignités : elle finit également les peines & l'infortune des malheureux. Tous sont exposés à être enterrés vivans ; l'extrême utilité des moyens capables de prévenir des malheurs aussi affreux, doit donc en rendre la recherche estimable. Mon but est de répandre de nouvelles lumieres sur un objet que tous les hommes, sans exception, ont intérêt de voir éclairci. Je n'entreprends point une contestation littéraire ; mon dessein n'est pas d'attaquer les Auteurs qui ont traité cette matiere avant moi. Si je fais des réflexions sur les faits qu'ils ont produits & sur les conséquences qu'ils en ont tirées, je ne le ferai que par la nécessité indispensable que mon sujet m'imposera : si j'éxamine leurs raisons, ce ne sera que comme des objections que je me serois faites à moi-même, & jamais dans la vûe de censurer ni de contredire. M. Bruhier sur-tout a montré, dans son Ouvrage sur les signes de la Mort, le zele le plus vif pour les intérêts de la société : ses recherches sont curieuses & intéressantes ; elles ont eû l'approbation respectable * des Sociétés les plus

---

* Parmi ces Approbations on ne voit point celle de l'Académie Royale des Sciences de Paris. Voici le nom des différentes Compagnies qui ont approuvé le Livre de M. Bruhier, suivant l'ordre qu'il leur a donné.

L'Académie des Jeux Floraux de Toulouse.
     .   .   .   *Royale des Sciences, Inscriptions & Belles Lettres de Toulouse.*
     .   .   .   *des Belles - Lettres, Sciences & Arts de Bordeaux.*
     .   .   .   *des Belles - Lettres de Marseille.*
     .   .   .   *des Beaux Arts de Lyon.*
     .   .   .   *Royale d'Angers.*

sçavantes. J'ai regardé cet argument comme un des plus redoutables qu'on pût m'opposer. Quoique mon objet soit le même que celui de M. Bruhier,

L'Académie des Sciences de Dijon.
. . . . . des Belles-Lettres de Montauban.
La Faculté de Médecine de Bourges.
L'Académie des Sciences & Belles Lettres de Rouen.
. . . . . Littéraire d'Orléans.
La Faculté de Médecine de Caën.
. . . . de Strasbourg.
La Société Royale des Sciences de Montpellier.
La Faculté de Médecine de Poitiers.
. . . . . de Bezançon.
L'Académie des Sciences de Beziers.
L'Académie Françoise. Son Approbation a été verbale.
. . . . des Sciences & Belles-Lettres de Lyon.
La Faculté de Médecine de Montpellier.
La Société Littéraire d'Amiens.
La Faculté de Médecine de l'Université Royale de Halle.
L'Académie des Belles-Lettres de Villefranche.
L'extrait du Rapport de l'Académie Royale de Chirurgie.
La Faculté de Médecine de Paris.
Jugemens de M. Helvetius, premier Médecin de la Reine.
L'Académie des Belles-Lettres de Caën.
Jugement de M. Chicoyneau, premier Médecin du Roy.
Approbation du Censeur Royal.

l'éclaircissement de la vérité & l'avantage du public ; je crains que la conformité de nos vûes n'excuse pas auprès de tout le monde la licence qu'on m'accusera d'avoir prise. Oséro's-je avancer que la gloire de la Médecine m'y a déterminé en partie ? Oui, Monsieur, l'aveu humiliant de l'incertitude des connoissances sur un état positif, où il s'agit uniquement de décider si une personne est morte ou vivante ; cet aveu, dis-je, est capable d'inspirer les soupçons les plus désavantageux sur la certitude de cette science salutaire ; & il a d'autant plus de poids, qu'il est fait par de plus habiles gens.

J'ai senti que l'importance de la question ne me mettroit point à l'abri des jugemens qu'on portera sur la hardiesse de l'entreprise, en cas que je ne puisse atteindre au but que je me suis proposé. Je commence donc par me justifier de l'apparence de témérité dont on ne manqueroit pas de me trouver coupable. Pour y réussir j'éxaminerai les principales autorités qui ont servi à établir que les signes de la mort éroient incertains ; & j'opposerai quelques faits à ce'les qui paroissent fortifier le plus cette opinion.

» L'Hippocrate des Latins, le judi- » cieux *Celse* nous apprend que Démo- » crite pensoit que les marques de la » mort ne sont pas suffisamment certai- » nes. » Ce passage traduit de la Thèse de M. Winslow par M. Bruhier,* est un des plus fermes appuis de l'incertitude

* *Ne finita quidem vita satis certas notas esse, virum jure magni nominis, Democritum proposuisse, tradit Hippocrates Latinus* Voyez la Thèse de M. Winslow, soutenue aux Ecoles de la Faculté de Médecine de Paris, au mois d'Avril 1740. & qui a pour titre : *An mortis incerta signa minus incerta à Chirurgicis quàm ab aliis experimentis.* Elle est à la tête de la premiere édition du premier volume du Traité de M. Bruhier.

des signes de la Mort ; du moins est-
il une des plus avantageuses citations
qu'on ait en faveur de cette doctrine.
Pour réduire cette autorité à sa juste
valeur , nous distinguerons éxacte-
ment la proposition de Démocrite du
sentiment de Celse. On nous permettra sans doute de ne les point con-
fondre. Car , Celse à qui l'on donne
ici la qualité d'Auteur judicieux ,
n'est pas de l'avis de Démocrite ; il
ne parle qu'incidemment de son opinion sur les signes de la Mort ; & il
la combat par des raisons ausquelles
il seroit difficile de ne se pas rendre.

Démocrite a pensé que *les signes de
la Mort ne sont pas suffisamment certains.* La proposition est précise &
sans équivoque ; mais elle ne présente
par elle-même qu'une allégation : la
vérité ou la fausseté n'en peuvent être
connues que par l'examen du motif

fur lequel elle eft fondée. Nous voyons que Démocrite a été induit à penfer ainfi, par la connoiffance qu'il a eue que plufieurs perfonnes avoient été enterrées vivantes. Nous ne nierons pas ces faits ; mais nous prouverons l'inconféquence de la propofition qu'on en déduit. Un Philofophe moderne, le Démocrite de fon fiécle, à cela près qu'il n'étoit pas Médecin, nous a laiffé une maxime qui porte le caractere de la vérité la plus frappante :

** Qui tôt enfevelit bien fouvent affaffine,*
Et tel eft cru défunt qui n'en a que la mine.

Moliere renouvelle ici l'opinion de Démocrite, on l'y retrouve dans toute fa force ; on y verroit même le fondement de toutes les raifons qu'on a données pour prouver la néceffité d'un réglement général contre l'abus

* Moliére, Comédie de l'Etourdi, Acte II. Scène II.

des enterremens précipités. Mérite-
roit-on le titre d'homme *judicieux*
en concluant de ces deux vers que les
signes de la Mort sont incertains ? Je
demande si l'illusion que ces signes
ont occasionnée en diverses circonstances , a été un effet de l'imperfection de l'art ? Si au contraire il ne seroit pas plus raisonnable qu'on s'en
prit à l'ignorance ou à la négligence
des personnes qui se sont trompées.
L'honneur de la Médecine nous per-
mettroit-il d'hésiter entre ces deux
partis ? Ouvrons Celse , nous y trou-
verons la solution de cette difficulté.

Après avoir exposé les signes par
lesquels on peut juger avec certitude
qu'un malade est menacé d'une mort
prochaine , cet Auteur judicieux se
fait à lui-même différentes objections. » Je sçai , dit-il , qu'on peut me
» demander comment des malades
» abandonnés par les Médecins gué-

» riſſent quelquefois ; & qu'on peut
» me dire que quelques uns ſont re-
» venus à la vie dans le tems de leurs
» funérailles. On pourroit même
» m'oppoſer que Démocrite, qui étoit
» avec juſtice un homme de grande ré-
» putation, croyoit que les ſignes de la
» Mort n'étoient pas aſſez certains pour
» que les Médecins y euſſent confiance.
» Mais toutes ces raiſons, ajoute-t-il,
» ne prouvent pas qu'il n'y ait des
» ſignes aſſurés d'une mort prochaine.
» Je pourrois répondre qu'il n'y a que
» des Médecins ignorans ou mal inſ-
» truits qui puiſſent ſe méprendre à
» ces marques ; je pourrois dire
» qu'*Aſclépiade* ayant rencontré un
» convoi, reconnut que celui qu'on
» portoit en terre n'étoit point
» mort, & qu'il n'eſt pas juſte d'im-
» puter au défaut d'un art les délits
» de ceux qui l'éxercent. « *

* *Adverſus quos ne illud quidem dicam*

Après une déclaration aussi for-
melle, je ne comprends pas comment
on a pu employer l'autorité de Celse
dans le Traité de l'Incertitude des
signes de la Mort : je conçois encore
moins comment cet article auroit pu
échapper au Commentateur de la
Thèse de M. Winslow, lui qui rapporte * les objections que Celse s'est
faites ; & qui y a joint la partie de la
réponse qui suit immédiatement le
texte que nous venons de rapporter.
Nous obmettons la suite de cette réponse parce qu'elle est tout à fait in-
différente au point de question dont
il s'agit ici. Elle ne porte que sur la
difficulté de faire un prognostic juste
dans les maladies, & principalement

*quod nota posita non bonos, sed imperitos me-
dicos decipiunt ; quod Asclepiades funeri ob-
vius, intellexit enim vivere qui efferebatur, ne
protinus crimen artis esset, si quod professoris sit.*
Corn. Celsus, de re Medicâ, Lib. II. Cap. 6°.

* Pag. 173. premiere édition du I. volume.

dans celles qui font aigues : elle ne
ferviroit qu'à fortifier les injuftes dé-
fiances que bien des gens ont de la
Médecine.

Ce paffage a donc été tronqué , &
il l'a été à deffein , cela eft évident :
on en apperçoit facilement la raifon.
Il refte néanmoins encore une difficulté à juger entre Celfe & M. Bruhier. Le premier croit qu'il n'y a que
des ignorans qui puiffent fe tromper
fur les fignes de la Mort : il en donne
pour preuve ce que nous venons de
dire , après lui, d'Afclépiade, Médecin
qui a joui de fon vivant & après fa
mort de la réputation la plus brillan-
te. M. Bruhier cite la même hiftoire
d'après Kirchman * : Celui-ci l'a tirée
d'Apulée , qui appelle Afclépiade le
prince ou le premier des Médecins fi
l'on en excepte Hippocrate feul. Le
même fait fert donc à Celfe pour

* Pag. 90. premiere édition du I. volume.

prouver que les signes de la Mort sont
certains ; M. Bruhier au contraire le
rapporte en faveur de l'incertitude
de ces signes. Vous feriez tort à votre
sagacité si vous balanciez un moment
à vous déterminer dans un cas aussi
peu embarrassant. Le doute & l'incertitude ne sont applicables qu'à
ceux qui ont jugé que cet homme
étoit mort. Leur conduite est marquée
au sceau de l'ignorance & de la témérité : *non crimen artis si quod professoris est.* L'état de cet homme n'a point
été équivoque pour Asclépiade ; les
fausses apparences ne pouvoient faire
illusion qu'à des personnes inattenti-
ves ou peu instruites : *non bonos sed
imperitos medicos decipiunt.* Asclépiade, Médecin intelligent, a conçu
que l'homme qu'on portoit en terre
n'étoit pas mort : *intellexit eum vivere
qui efferebatur.* Si les signes de la Mort
étoient incertains, ce n'est pas dans

ce fait qu'il falloit en chercher la preuve : L'inconféquence eft trop marquée pour trouver quelque crédit dans l'efprit des gens qui font le moindre ufage de leur raifon.

Il eft démontré, par ce que nous venons de dire , que Celfe n'a parlé de l'opinion de Démocrite fur les fignes de la Mort que par occafion , & qu'il l'a combattue expreffément. Elle choque trop ouvertement toute vraifemblance pour en avoir impofé à ceux qui l'auroient éxaminée fans prévention. M. Leclerc , * en parlant de Démocrite , a fenti que ce principe étoit trop vague. Le jugement de cet hiftorien ne fera pas fufpect de partialité . . . . » Au refte il croyoit (Démocrite) que bien loin qu'il y eut » des fignes fur lefquels on put cer- » tainement juger de la mort pro-

* Hiftoire de la Médecine , premiere partie, âge 21.

» chaine

» chaine d'un homme, il n'y avoit
» pas même des marques assez sûres,
» ou sur lesquelles les Médecins pus-
» sent compter sûrement, qu'un
» homme ne vivoit plus ; *ce qui se*
» *doit entendre de l'état où est une*
» *personne que l'on croit qui vient*
» *d'expirer.* » Cette restriction est
d'un homme judicieux.

Vous voyez, Monsieur, que l'opinion de l'incertitude des signes de la
mort n'a pas été admise aussi généralement que vous l'aviez d'abord imaginé sur la foi d'autrui. Je me suis fait
une maxime de vérifier, autant qu'il
est en mon pouvoir, tout ce qu'on
rapporte d'après les anciens : je me
suis apperçu qu'on leur faisoit dire
souvent ce à quoi ils avoient le moins
pensé. Ce n'est pas toujours faute de
jugement qu'on saisit mal leurs sentimens. On veut absolument s'étayer
de leur autorité ; on parcourt leurs

ouvrages avec précipitation , quelquefois m me avec des dispositions
peu sincères. L'expression est modérée
à l'égard de ceux qui ne les feuilletent
que dans le dessein d'y trouver quelque apparence de protection pour les
sentimens dont ils sont prévenus , &
pour éluder les décisions qui leur
sont contraires.

Parmi les Auteurs modernes, Lancisi , premier Médecin du Pape Clement XI. est celui dont le suffrage a
paru le plus favorable à ceux qui sou-
tiennent que les signes de la Mort
sont incertains. * Ce Médecin célébre
& respectable rapporte que dans le
tems de peste plusieurs personnes ont
été enterrées comme mortes , quoiqu'elles ne le fussent pas. Il cite plusieurs cas de cette nature d'après
Zacchias , Médecin de Rome ; & il

* *Laudatus & nunquam satis laudandus*
Lancisius. Voyez la Thèse de M. Winslow.

assure avoir été lui-même le témoin
oculaire de semblables accidens. Ces
faits, comme nous l'avons déja remarqué, n'établissent pas la doctrine
de l'Incertitude des signes de la Mort.
Lancisi, le témoin de ces funestes
événemens, avoit trop de lumières
pour l'adopter sur d'aussi foibles motifs. Il décrit au contraire les moyens
par lesquels on peut distinguer les personnes qui sont mortes véritablement,
de celles qui ne le sont qu'en apparence : il rapporte des observations qui
assurent le succès des diverses épreuves
qu'il a proposées : il blâme nommé-
ment Zacchias d'avoir cru qu'il n'y
avoit d'autre signe certain de la mort
que la putréfaction des sujets. La réfutation paroît solide & convaincante;
Lancisi nie les conséquences que Zacchias a tirées du retour à la vie de
quelques personnes qu'on alloit enterrer sous de fausses apparences. Qui

ne sçait, dit-il, qu'en tems de peste tout se fait en désordre, & par conséquent qu'on prend des mesures peu justes pour distinguer ceux qui sont véritablement morts, de ceux qui ne font que le paroître. *

Il est évident que Lancisi n'a point attribué à l'incertitude des signes de la mort les fautes énormes qui se sont commises en enterrant des personnes vivantes, mais qu'il en a trouvé la cause dans la précipitation & le peu de lumieres des gens chargés du soin de rendre les derniers devoirs. Il paroît même, par la lecture de cet Auteur, qu'il craignoit autant de commettre son jugement par rapport à lui, que de se tromper au désavantage de

---

* *Etenim quis ignoras , pestis tempore omnem rem nisi tumultuariè peragi : ac proinde leve duntaxat studium , ad secernendum veros à pseudo-mortuis , adhiberi. Lancisius de subitaneis mortib. Lib. I. Cap. XVI.* Ces paroles sont aussi dans la Thése de M. Winslow , §. I.

ceux dont on l'auroit prié de certifier
l'état. Il conseille expressément aux
Médecins de consulter leur prudence ;
« si l'on » apperçoit encore quelques
» mouvemens dans la poitrine ou dans
» le bas-ventre du sujet, il ne faut pas »
» dit-il , assurer pour cela que la per-
» sonne n'est pas morte : car on a ob-
» servé que ces sortes de mouvemens
» se faisoient dans les cadavres par
» l'affaissement des parties solides ,
» par la fermentation des humeurs &
» par l'explosion des matieres venteu-
» ses ; de-là , sans doute , il est arrivé,
» continue Lancisi , que des gens peu
» expérimentés se sont trompés , & se
» sont même couverts de ridicule, en
» croyant que le principe de la vie
» subsistoit encore dans certains ca-
» davres. » * Lancisi n'a donc pas

---

* *Quibus forsitan factum est ut minùs in arte*
periti , vitam cadaveribus attribuentes , non
solum falsi , atqui certè ridiculè interdùm eva-
serint.

cru que les fignes de la Mort étoient incertains. Dans cette opinion, un Médecin pourroit-il être taxé de peu d'habileté, & encore moins tourné en ridicu'e, pour avoir continué fes foins à une perfonne dans la poitrine ou dans le ventre de laquelle il auroit apperçu des mouvemens? Ces foins, au contraire, ne feroient-ils pas l'éloge de fa charité & de fa prudence?

Enfin, M. l'opinion de l'incertitude des fignes de la Mort eft trop injurieufe à la Médecine pour être vraie. Cet art exifte, on n'en peut douter: les fautes que l'on commet en l'exerçant, quelques groffieres qu'elles foient, font une preuve de fon exiftence. Mais fi les bornes de cet art font telles qu'il ne foit pas poffible de connoître fi un homme eft mort ou s'il eft vivant, quelle idée aura-t'on déformais des regles de cette fcience?

l'étude réfléchie de la nature , les observations les mieux constatées sur ses
divers mouvemens , l'expérience la
plus suivie, ne formeront donc qu'u-
ne science frivole ; la Médecine ne
sera donc plus qu'une chimere ? Si un
Médecin en qui l'on suppose des lumieres , de la sagesse & de l'expérience , ne peut sçavoir avec certitude si
un homme est mort ou vivant comment , je vous prie , concevoir qu'il
puisse distinguer à travers les différens
simpômes d'une maladie compliquée,
quel est celui auquel il doit sa principale attention ? Ne pouvoir discerner
positivement si une personne est vivante lorsqu'elle est en sincope ou en
léthargie ; c'est effectivement se tromper sur les signes de la Mort ; mais
c'est aussi , par la même raison , ne
pas se connoître en sincope ni en léthargie. De l'incertitude des signes de
la Mort résulteroit nécessairement

l'incertitude de la Médecine. Tous
les Médecins qui ont écrit sur la sincope & sur la léthargie , ne nous en
auroient donné que des descriptions
vagues & incertaines , si elles sont in-
capables de fixer nos connoissances sur
ces deux états. Quel jugement porte-
ra-t'on des ouvrages admirables qui
ont été composés depuis Hippocrate ,
sur le prognostic des maladies ? L'excellent Traité de Prosper Alpin * sur
les présages de la vie & de la mort,
ne sera donc plus qu'un tissu de dog-
mes absurdes ; & ses sçavantes réflexions , vuides de sens ? Il semble , en
effet, qu'il faille bien moins de sçavoir
& d'intelligence pour déterminer si
une personne est morte ou vivante,
que pour connoître si elle mourra de
sa maladie, ou si elle peut en échaper.
Si l'on n'a aucunes marques certaines
par lesquelles on puisse connoître

* *De præsagiendâ vitâ & morte ægrotantium.*

l'état

l'état positif de la vie & de la mort ;
comment seroit-il possible qu'on en eut
pour juger de l'avenir ? les connoissances que les anciens nous ont transf-
mises mettent heureusement l'honneur de la Médecine à l'abri de pareils
reproches. Bérenger de Carpi , fa-
meux Chirurgien Italien du XVIe fiécle , & à plusieurs titres le bienfaiteur
de l'humanité, * nous a laissé un exem
ple bien décisif de ce qu'on est en droit
d'attendre de la certitude de l'art ,
lorsqu'il est exercé par des personnes
éclairées. Ce sçavant homme nous apprend qu'il a prédit l'heure précise de
la mort six jours avant qu'elle arri-
vât. Il estima d'abord le dégré de force
du poulx du malade : il le visitoit
presque à chaque heure , afin de juger de la diminution de la force des

* Il a été le restaurateur de l'Anatomie en
Italie , & a inventé la méthode de donner
les frictions mercurielles pour la guérison de
la V....

artères. Puis éxaminant l'heure du redoublement de la fiévre & des accidens, il parvint, par la supputation de la force & de l'affoiblissement alternatif du poulx, à juger que le malade mourroit dans six jours entre la seconde & la troisiéme heure de la nuit. L'événement confirma la prédiction. Cette observation est frappante, & elle est trop naïvement exprimée dans l'auteur pour qu'on puisse la révoquer en doute. *

* *Ipse enim memini, & habeo in præsenti horâ hic Bononiæ multos doctores testes, me fecisse prognosticum de præcisâ horâ mortis cujusdam filii magnifici D. Jacobi Mariæ Delino, observatâ regulâ de pulsu incidente & decidente à doctoribus traditâ, judicio tamen existimativo. Non possum hoc integrè tradere scriptis, nisi quòd sic processerim: mensuravi primò virtutem in tactu pulsûs, & singulis ferè horis visitabam ægrum, & judicabam semper pulsum decidere; deinde consideravi horam statûs accidentium & febris: & ponderando virtutem ad decidentiam, additâ etiam qualitate diei critica ventura, quæ erat quarta decima, & per indicia habita judicavi ipsum moriturum inter secundam & tertiam horam noctis, per sex dies ante. Quia hora illa erat hora statûs*

Il est donc manifeste qu'on ne peut sans injustice rejetter sur l'art les incertitudes & les fautes de quelques praticiens. *La Médecine* (comme dit Hippocrate) *est de tous les arts le plus excellent.* Mais ce grand homme en lui donnant cet éloge , a soin de nous avertir que l'ignorance de quelques-uns de ceux qui se mêloient de l'éxercer , & la folie du peuple qui embrasse légérement toutes sortes d'opinions , & qui n'est pas en état de discerner un *vrai Médecin d'avec un homme qui ne l'est que de nom* , avoient tellement flétri la réputation de cet art divin , qu'on le regardoit comme le plus vil de tous.

C'est par ces paroles remarquables que le sçavant Docteur Barker com-

accidentium & febris. Atque ita reverâ contigit , licet libentiùs voluissem oppositum judicasse. Bereng. Carp. de fracturâ Cranii. Pag. 98.

mence son Traité sur la conformité de
la Médecine des anciens & des modernes ; ouvrage dans lequel ce génie supérieur justifie la Médecine des
reproches que lui font les ignorans.
» Il est évident, dit-il, que l'art tombe
» plutôt que de s'élever , & que la
» *Charlatannerie* gagne de jour en
» jour du terrain. C'est avec justice
» que nous craignons qu'avec le tems
» la Médecine ne s'avilisse au point
» d'être réputée le plus méprisable
» de tous les arts , & ne passe enfin ,
» comme Galien se plaint qu'elle fai-
» soit de son tems , entre les mains
» des empiriques les plus ignorans &
» des artisans les plus grossiers , au
» lieu d'être cultivée par des hommes
» qui réunissent ensemble le génie , le
» sçavoir & l'éducation. »

Ces craintes doivent être les nôtres : rien, comme nous venons de
le faire voir , n'est plus capable de

multiplier le nombre des incrédules sur la Médecine, de lui faire perdre peu à peu son crédit, & d'opérer la fatale révolution qu'on nous fait envisager, que ce qui a été débité depuis quelques années sur l'incertitude des signes de la Mort.

Toutes ces raisons, & l'éxamen que nous avons fait des passages de quelques Auteurs de l'autorité desquels on avoit argumenté assez légérement, semblent décider que le système de l'incertitude des signes de la Mort n'est rien moins que prouvé. Je me propose de traiter de nouveau cette question. Les suffrages dont le Traité de M. Bruhier est muni, m'ont tenu long-tems en défiance. J'ai crains de me tromper en suivant mes vûes particulieres. Cependant après avoir bien médité ce sujet, j'ai vû que toutes ces approbations avoient supposé le fonds de la question suffisamment

connu, & que dégagées de la formule
& des complimens ordinaires , elles
se réduisoient à applaudir au zèle &
aux vûes de l'auteur. Elles sont certainement très-louables.Mais ne sçait-on
pas qu'un approbateur a rempli tout
ce qu'il s'impose par cette qualité ,
lorsqu'il s'est mis en état de juger
d'un Ouvrage par l'idée générale qu'il
en prend. L'éxamen des détails n'est
pas de son ressort. La confrontation
de tous les passages seroit trop pénible , elle seroit même injurieuse à
l'Auteur. Il faudroit qu'on prît un intérêt bien particulier au sort d'un Ouvrage , pour faire scrupuleusement la
vérification des faits & des raisonnemens qu'on y employe. Ce seroit
alors moins une approbation qu'une
critique, laquelle seroit d'autant plus
sévere qu'on s'intéresseroit plus fortement au succès de l'Ouvrage. Cette
conduite exposeroit souvent l'Appro-

bateur à des discussions qui pourroient
commettre sa supériorité vis-à-vis des
Auteurs On voit par là que le nombre des approbations & le mérite des
Approbateurs ne font que des signes
assez équivoques de la bonté d'un
Livre. Je supposerai, si on le veut,
que tous ces suffrages ont décidé que
les marques de la mort ne font pas
suffisamment certaines ; pourroit-on
en conséquence me savoir mauvais
gré d'avoir essayé de porter mes recherches plus loin ? Les Académies ne
prescrivent pas une soumission aveugle à ce qu'elles ont jugé ; elles n'ô-
tent point la liberté d'un nouvel éxamen : elles inspirent au contraire cette
raisonnable émulation. Ne voit-on
pas souvent les dissertations contra-
dictoires des Membres illustres de ces
sçavantes Sociétés être-également ac-
cueillies dans les Recueils qu'elles
donnent au Public. Je pourrois donc
C iv

aspirer aux mêmes suffrages. Mon
Ouvrage en seroit digne, si mes talens
répondoient à mon zèle, & au desir
que j'ai de devenir utile à mes Con-
citoyens. J'ai l'honneur d'être, &c.

SECONDE LETTRE.

ON se fait ordinairement illusion, Monsieur, lorsqu'on cherche à prouver quelque chose qu'on croit vrai, ou du moins qu'on a envie de croire & de trouver tel. Les préjugés affoiblissent souvent l'impression de la vérité la plus évidente ; mais il est difficile qu'ils subsistent long-tems dans les choses de fait : les préventions n'y tiennent point contre l'expérience ; elle dissipe bien-tôt tout ce qui pourroit obscurcir la raison.

La question que nous avons à résoudre sur les signes de la Mort, est de nature à ne l'être que par les faits. On en a recueilli sans nombre pour prouver l'incertitude de ces signes. Si l'on est dans l'erreur, comme je le pense, en soutenant cette opinion, il faut néceſſairement ou que les faits rapportés ſoient faux, ou qu'on en ait fait une mauvaiſe application. Ceux qui ont contredit M. Bruhier ont choiſi la premiere partie de cette alternative. Elle eſt ſans doute la moins raiſonnable ; mais c'étoit ce qui éxigeoit le moins de travail : il n'eſt donc pas étonnant que ce parti ait été préféré à l'autre qui auroit preſcrit beaucoup de recherches, & qui ne peut être ſoutenu que par la voye laborieuſe de l'éxamen & de la diſcuſſion.

Une des principales objections qu'on ait faite à M. Bruhier, eſt de ne recevoir la plupart des faits qu'il a allégués, que comme *des hiſtoires hazardées ou ingénieuſement controuvées pour amuſer les femmes & les enfans*. Les événemens dont parlent Plutarque, Apulée, Platon, ſont à la vérité fort ſuſpects : ceux qu'on cite d'après Pline ne doivent pas être beaucoup mieux reçûs. L'Abbé Desfontaines a taxé spécifiquement de faux quelques faits, & M. Bruhier convient lui-même qu'on peut reprocher à plusieurs le défaut d'autenticité. Il est vrai que de la fausseté de quelques-uns, on concluroit assez mal à propos que tout ce qu'on a avancé sur ce sujet est fabuleux. M. Bruhier observe fort judicieusement qu'un fait bien constaté, fut-il le seul de sa nature, suffit aux personnes prudentes pour faire une impression qui les tient continuellement sur leurs gardes : or on ne peut raisonnablement refuser de croire quelques-unes des histoires que cet Auteur a rapportées ; mais il prétend qu'elles méritent toutes d'être crues. Le second volume de son Ouvrage a été principalement composé dans la vûe de prouver qu'on doit ajouter foi aux histoires

rapportées dans le premier. M. Bruhier aſſure qu'il y a une extrême
différence entre un fait faux & un
fait qui n'eſt pas prouvé. L'importance de la matiere ſembloit cependant
éxiger qu'on n'avançât que des faits
bien conſtatés ; car la même pareſſe
d'eſprit qui porte le vulgaire à croire
les choſes les plus extraordinaires
ſans preuves ſuffiſantes, produit un
effet contraire dans les perſonnes
ſenſées. Elles jugent d'un fait par un
autre ; & la puérilité d'un conte fait
tort à l'hiſtoire qu'on lui a aſſociée.

Je me garderai bien de conteſter
la vérité des faits avancés par M. Bruhier ; je veux paroître ajouter foi à
ceux mêmes qui ont le moins de vrai-
ſemblance. Il y a de la prudence à
éviter les qualifications de ſtupide ou
de mal-honnête-homme. Oui, Monſieur, on ſe deshonore par le cœur
ou par l'eſprit ſi l'on ne croit pas ce

que cet Auteur a écrit. Les traits d'histoire qu'il rapporte » ne peuvent être
» attaqués que par une prévention
» aveugle qui deshonore l'homme
» d'esprit, ou par une mauvaise foi
» incompatible avec l'honnête-hom-
» me * «. On ne peut rien dire
de plus fort ; & les Livres Saints
ne traitent pas plus mal les effré-
nés qui nient l'éxistence de l'être su-
prême. *Dixit insipiens in corde suo.*
Trouvez bon que je ne m'expose pas
à un pareil reproche, & que je me
borne à mettre ici deux points en
évidence. Le premier, que parmi les
faits rapportés par M. Bruhier, plusieurs prouvent directement la certitude des signes de la Mort ; & en second lieu, que les éxemples des personnes qui ont été réputées mortes,
ou qu'on a enterrées vivantes, le

* Préface de la seconde édition du premier
volume, *pag.* xx.

nombre en fut-il plus grand, ne prouvent pas l'incertitude de ces signes. L'éclaircissement de ces deux chefs pourra fixer vos doutes, s'il vous en restoit encore.

* » Une personne de distinction, » c'est M. Bruhier qui parle, demeu-» rant à Paris, attaquée d'une de ces » maladies dont on guérit tous les » jours bien qu'elles soient mortelles » de leur nature, mais où la mort ne » vient pas brusquement, étoit traitée » par un Médecin de la faculté dont » on n'a pu me dire le nom. Il laissa » le soir le malade en danger, mais » sans avoir lieu de craindre qu'il le » vit pour la derniere fois. Lorsqu'il » vint le lendemain on lui dit que le » malade étoit mort la nuit. En con-» séquence on l'avoit mis sur la paille » & enseveli. *Le Médecin assura po-*

---

* Pag. 66. premier vol. seconde édition du Traité de M. Bruhier.

» sitivement que le malade n'étoit pas
» mort ; il fut remis au lit, & justifia
» le sentiment du Médecin en reve-
» nant d'un accident soporeux qui
» avoit fait prendre le change aux
» assistans. Il vécut encore plusieurs
» années depuis sa résurrection. »

Il faut être bien clair-voyant pour appercevoir dans cette observation que les signes de la Mort sont incertains. Je vous déclare que je n'ai pas la vûe assez perçante pour cela ; je crois qu'on pourroit en tirer une conséquence favorable au sentiment contraire : en effet le Médecin *a assuré positivement que le malade n'étoit point mort*, il a donc eu des signes pour en juger ainsi ; il est donc évident que ce fait prouve directement contre l'incertitude des signes de la Mort.

Les observations qui suivent donneront lieu à des conséquences aussi positives.

* » Le Maître d'une Hôtellerie de
» la Ville de Clèves, tomba dans une
» telle syncope à l'occasion d'une ma-
» ladie aigue & violente, qu'on l'au-
» roit enterré si M. Jean Wier ne l'eut
» rappellé à la vie en le tenant chau-
» dement au lit, lui mettant des re-
» médes fortifians sur le cœur & au
» poignet, & lui faisant avaller par
» intervalle quelques gouttes de mé-
» dicamens corroborans ; *toutes ma-*
» *nœuvres qui divertirent les assistans*
» *aux dépens du Médecin*, jusqu'à
» ce que leur succès eut justifié leur
» utilité. »

Croiriez-vous, Monsieur, que cette observation est intitulée : *Premiere preuve* ; & qu'elle est à la tête d'un Paragraphe qui a pour titre... *Preuves de l'incertitude des signes de la Mort dans les maladies contagieuses ?*

* Page 147. seconde édition du premier volume.

Le

Le jugement des assistans a sa source dans l'ignorance de ceux qui l'ont
porté : celui du Médecin au contraire
est dicté par la sagesse & le discernement. M. Bruhier se décide néanmoins pour le sentiment des assistans,
puisque c'est d'après eux qu'il argu-
mente : il donne plus de poids à leur
sentiment qu'à celui du Docteur Wier.
Il le falloit bien ; car le jugement de
ce Médecin prouve directement contre l'incertitude des signes de la
Mort.

Consultez de grace l'article où M.
Bruhier croit donner des *preuves de
l'incertitude des signes de la Mort,
tirées de la syncope & des maladies
convulsives ;* vous y lirez que, * » Jac-
» ques de Lavaur, Châtelain de Bou-
» dry, dans la Comté de Neufchâtel,
» fut attaqué de douleurs cardialgi-
» ques qui le firent tomber dans une

* Premier vol. *pag.* 157 & 158.

D

» syncope si violente , qu'on le ju-
» geoit mort à l'arrivée d'un Médecin
» qu'on avoit envoyé chercher à Fri-
» bourg pour le soulager. *Le Docteur*
» *n'en jugeant pas de même*, lui souffla
» dans les narines du poivre pulvérisé
» qui fit éternuer le Châtelain, lequel
» vécut encore un bon espace de tems
» en l'éxercice de sa Charge. »

Qu'il faut être distrait pour présenter au public, avec confiance, des
preuves aussi inconséquentes ! En
effet , quel point M. Bruhier peut-il
prendre en faveur de son opinion
dans cet éxemple ? Sera-ce cette expression vague & indéterminée , *on le*
jugeoit mort. C'est à la vérité l'endroit
de l'observation qui l'a frappé. Mais
n'y a-t-il pas dans cette histoire un
fait aussi facile à saisir , & qui paroît
se présenter plus naturellement. C'est
le jugement qu'a porté le Médecin sur
l'état de cet homme. Il n'étoit point

mort ; le Médecin l'a reconnu. Par conséquent les signes de la Mort, dans cette occasion , n'ont pas été incertains pour ce Docteur ; & par une autre conséquence aussi légitime que la premiere , M. Bruhier n'auroit pas dû rapporter cette histoire au nombre des preuves qu'il croit donner de l'incertitude des signes de la Mort.

Pensez-vous , Monsieur , que les Académies qui ont approuvé le Livre de M. Bruhier, se soient donné la peine d'en faire la lecture ? Ces observations forment un contraste bien singulier avec leurs suffrages. Vous voyez que des Médecins ont reconnu que ces personnes n'étoient pas mortes , & l'on rapporte ces faits pour prouver l'incertitude des signes de la Mort ! Mais poursuivons cet éxamen : je me contenterai de rappeller encore un fait ou deux. Je ne passerai pas outre de crainte d'abuser de votre patience.

M. Bruhier * cite avantageusement
une observation qu'il a extraite du
Traité des Rapports d'Ambroise Paré.
Ce célébre Chirurgien fut appellé le
10 Mars 1575. avec M. Greaulme,
Docteur en Médecine de la Faculté de
Paris, pour faire le rapport de deux
hommes réputés morts. Ils n'avoient
aucune apparence de poulx, une froideur universelle s'étoit emparée d'eux,
ils avoient *la face livide*, on les pin-
çoit & on leur tiroit rudement le poil
sans qu'ils le sentissent. Paré, déterminé principalement par *la face teinte
de couleur plombine*, s'informa si ces
hommes n'avoient point été exposés
à la vapeur du feu de charbon. On en
trouva effectivement sous la table
une grande terrine à demi brûlé. On
administra à ces deux hommes les remédes convenables à leur état, & on
leur sauva la vie.

* Tome second de son Traité, *p.* 317.

Le fruit de cette observation est
sensible. Elle prouve uniquement
qu'Ambroise Paré étoit un homme
éclairé qui ne prit pas le change à
l'égard de ces deux hommes qui
avoient été réputés morts, & qu'il
sçut remédier à l'accident funeste
dont ils étoient attaqués, avec autant
de capacité que de succès. Nous por-
terons le même jugement sur un fait
à peu près semblable rapporté aussi
par M. Bruhier. * Il l'a copié des Observations de Médecine de la *Société*
d'Edimbourg. En voici le précis. Le
feu avoit pris à plusieurs mesures de
charbon au fond d'une mine. Ce
charbon fut étouffé pour éteindre la
flamme. Un des tas où le feu avoit
été, laissa échapper une vapeur extrêmement forte, & telle que personne
n'osoit en approcher qu'en se mettant
au-dessus du vent. Quelques heures

---

* Tome premier, seconde édition, *p.* 242.

après, les marchands de charbon hazardérent de descendre dans la mine; mais ils remontérent bien vîte étant tous hors d'haleine, & ayant la respiration courte. Ceux qui montérent les derniers pouvoient à peine parler pour faire entendre qu'un de leur bande, nommé Jean Blair, étoit resté mort au fond de la mine. Des hommes hardis descendirent dans la mine & enlevérent ce pauvre malheureux au bout de trois quarts d'heure. Il avoit la bouche & les yeux ouverts; il étoit froid, & il ne fut pas possible de sentir le moindre battement au cœur & aux artères, ni d'appercevoir aucune respiration; *de sorte qu'il avoit toutes les apparences d'un homme mort.* M. Tossach, Chirurgien, *n'en jugea point ainsi*; il secourut cet homme avec courage. Au bout d'une heure le malade commença à donner aux assistans des marques certaines qu'il n'étoit pas mort.

Comment peut-on produire de tels faits en preuve de l'incertitude des signes de la Mort ?

Vous voyez , Monsieur , par ces observations que des personnes éclairées & attentives n'ont point été trompées par de fausses apparences : il y a plus ; on trouve dans le Traité de M. Bruhier que les signes de la Mort n'ont point échappés au discernement de quelques personnes qui n'étoient pas obligées par état d'en avoir une connoissance éxacte & précise. M. Winslou nous apprend dans sa Thése que » Madame Landry, femme très-digne » de foi , & veuve de l'habile Gra- » veur de ce nom , certifiera que son » pere a été pendant quelques heures » sur la paille , comme mort , & que » de l'eau salée qu'on lui fit entrer » dans la bouche, *par le conseil d'une* » *de ses amies qui avoit soutenu cons-* » *tamment qu'il n'étoit pas mort,* le fit

» revenir à lui ; & que non-seule-
» ment il guérit de cette maladie ,
» mais qu'il vécut encore long-tems
» après. » *

Cet éxemple ne favorise point l'o-
pinion de l'incertitude des signes de
la Mort ; puisque cette femme a connu très - certainement qu'ils n'éxis-
toient pas. Ce ne sera , si l'on veut ,
que par *instinct* qu'elle s'est conduite , mais ce qui n'a été qu'instinct en elle , auroit été raison dans
une personne expérimentée. Ceci
n'est point une allégation gratuite.
Car s'il y a dans la nature des dispositions qui sont telles qu'on pourroit
les regarder comme des goûts prévenans pour les choses qui concernent
le bien être ou la conservation des
corps ; l'être spirituel , c'est-à-dire ce
qui pense dans l'homme , a aussi des

* Traduction de M. Bruhier ; premier vol.
pag. 12. première édition.

sentimens

sentimens prévenans pour la connoissance de la vérité. Et de même que
l'instinct physique pourvoit aux besoins pressans du corps en prévenant
la lenteur des raisonnemens & des
réfléxions par lesquelles nous exécu-
terions souvent moins bien ce qu'il
nous fait faire ; de même il est certain
que dans une infinité de cas on juge
solidement d'une chose par instinct
pour la vérité. *

Dans le cas suivant l'instinct physique & l'instinct métaphysique semblent s'être réunis pour contredire le
sistême de l'incertitude des signes de la
Mort. Je citerai encore cette observa-

---

* Cela se voit principalement, dit un Phi-
losophe moderne, dans l'Histoire de presque
toutes les inventions qui regardent les arts.
On y apprend que les inventeurs ont été des
gens sans étude, ignorans dans la théorie des
méchaniques, mais qui, conduits par l'instinct
qu'excitoit l'expérience ou le hazard , ont
trouvé ce que la théorie des Mathématiciens
n'a fait qu'expliquer , ou tout au plus que perfectionner dans quelques arts.

E

tion d'après M. Bruhier ; je ne ferai
même que le copier, dans la crainte où
je suis d'altérer le fait en changeant le
tour de la narration : » Un cadet
» gentilhomme fut forcé d'entrer sans
» vocation dans un Ordre Religieux ;
» triste victime de l'ambition de son
» pere ! Ayant fait ses vœux, mais
» n'étant point encore dans les Or-
» dres Sacrés , il fit un voyage &
» trouva dans une hôtellerie où il
» descendit le maître & la maîtresse
» dans la plus grande consternation.
» Ils venoient de perdre une fille uni-
» que d'une grande beauté , avantage
» qui joint à leurs richesses leur fai-
» soit espérer pour elle un établisse-
» ment avantageux. Comme on ne
» devoit enterrer la fille que le len-
» demain, on pria le Religieux de la
» veiller pendant la nuit. Ce qu'il
» avoit entendu dire de sa beauté
» ayant piqué sa curiosité, il décou-

» vrit *le visage* de la prétendue morte,
» & *loin de le trouver défiguré par les*
» *horreurs de la mort, il y trouva des*
» *graces animées,* qui lui faisant oublier
» la sainteté de ses vœux, & étouffant
» les idées funestes qu'inspire natu-
» rellement la mort, l'engagerent à
» prendre avec la (prétendue) morte
» les mêmes libertés que le Sacrement
» pourroit autoriser pendant la vie. Il
» ne tarda point à réfléchir sur l'indi-
» gnité de son action, & honteux de
» son crime, il partit le lendemain avec
» précipitation. L'assoupissement de la
» fille durant toujours, on se mit en
» devoir de lui rendre les derniers
» honneurs. Mais comme on la por-
» toit en terre, on sentit quelque
» mouvement dans la bierre ; on l'ou-
» vrit ; on trouva la fille ressuscitée ;
» elle fut remise au lit, & guérit.

» La joie que causa au pere & à la
» mere cet évenement inespéré ne

» fut pas de longue durée. Peu de
» tems après des simptômes trop con-
» nus pour s'y méprendre, annoncé-
» rent que la ressuscitée étoit devenue
» mere. On l'interrogea vainement
» sur la cause de cet état ; comment
» l'auroit-elle avoué puisqu'elle ne la
» connoissoit pas ? Les neuf mois
» écoulés elle donna le jour à un en-
» fant aussi beau que le Dieu qui l'a-
» voit formé, & la fille devenue la
» fable de la Ville où elle demeuroit,
» & la honte de ses parens, fut confi-
» née dans un Couvent.

» Le Religieux qui ne s'attendoit
» pas aux suites de son caprice ou de
» son libertinage amoureux, ayant
» été obligé pour ses affaires de re-
» passer par la même Ville, descendit
» dans la même hôtellerie. Sa fortune
» avoit bien changé de face. Il étoit
» devenu fils unique & avoit perdu
» son pere ; s'étoit fait relever de ses

« vœux, & jouissoit d'un bien consi-
» dérable «, &c. Il épousa la fille.

Cette histoire est rapportée d'a-
près l'Auteur des Causes célébres.
M. de Pitaval seroit fort embarrassé
de la justifier. Si la bienséance nous
permettoit de faire sur quelques circonstances de ce récit, toutes les réflexions dont elles sont susceptibles,
nous pourrions en faire soupçonner
la vérité ; quoi qu'il en soit, ce fait
pouvant être reçu comme n'étant
point évidemment impossible, je lui
supposerai volontiers toute l'autenticité imaginable. *Le visage* de la personne *loin d'être défiguré par les horreurs de la mort*, avoit au contraire
des graces animées. L'incarnat rani-
moit donc la blancheur des lys, qui
relevoit l'éclat des roses dont bril-
loient ses lévres : tel est le portrait de la beauté fait par un Auteur
dont les graces conduisoient le pin-

E iij

ceau *. Ces appas n'indiquoient
donc rien de siniſtre. Le jeune Religieux jugea, comme tout le monde
l'auroit fait en pareille occaſion, que
cette fille n'étoit point morte. Qui
ſçait ſi elle ne lui en do na pas des
ſignes démonſtratifs dans l'épreuve
où il l'a mit ? La continuation de
l'aſſoupiſſement de la fille & le départ
précipité du jeune homme ont pu devenir enſuite une affaire de conven-
tion entr'eux.

Je crois, Monſieur, vous avoir
ſatisfait ſur la premiere propoſition ;
il s'agiſſoit de vous faire voir que
parmi les faits rapportés par M. Bruhier, pluſieurs prouvoient directement contre ſon ſiſtême. Il me reſte
à vous démontrer que le grand nombre de faits qu'il a amaſſés, eſt ſans
application. Je ſuis obligé d'inſiſter

*Cerne genas, rubeo referunt ſuffuſa colore
Lilia, qua labii roſeos comitantur honores.*
CL. QUILLET. CALLIPED. L. I.

sur ce point, malgré tout ce que j'ai dit jusqu'ici, parce que la multiplicité de ces faits est le pivot sur lequel on fait tourner l'opinion de l'incertitude des signes de la Mort.

La question n'est pas de sçavoir si l'on a enterré des personnes vivantes sous de fausses apparences de la mort. C'est un point de fait qu'on ne peut révoquer en doute. Celse & Lancisi n'ignoroient pas qu'il n'y eut plusieurs exemples de cette cruelle méprise ; ces Auteurs judicieux en ont-ils conclu l'imperfection de l'art? Ont-ils dit que ces exemples prouvoient l'incertitude des signes de la Mort? Il n'y a point d'histoires dans le Traité de M. Bruhier qui entre plus dans son objet que celle que je vais rapporter; j'en ai été le témoin: je me joindrai à M. Bruhier dans ses principes, mais je ne le suivrai point dans ses conséquences.

Au mois de Février 1746. une Fille de la Campagne d'un tempérament très-vigoureux, âgée d'environ vingt-cinq ans, partit à pied de l'Hôtel-Dieu de Paris où elle étoit accouchée la surveille, & vint à la Salpétriere. Elle avoit craint d'être attaquée d'une maladie qui régnoit alors a l'Hôtel-Dieu sur les femmes en couches & qui en fit périr plusieurs. La fatigue du chemin mit cette personne dans un état d'épuisement qui la fit tomber en sincope dès qu'elle fut arrivée & mise au lit. On la réchauffa extérieurement avec des serviettes chaudes; & on parvint par quelques cordiaux à la faire revenir de sa foiblesse. Au bout d'une heure, elle retomba dans le même état; & on la crut morte. La Sœur du Dortoir m'envoya dire qu'il y avoit dans son emploi un sujet dont je pouvois disposer pour mes Leçons d'Anatomie & de Chirurgie. Mes

Elèves ne manquérent point d'enlever ce sujet, qui enveloppé d'un drap
simple, avoit déja passé deux heures
dans une Cour, exposé sur un brancard, aux injures de la saison. Ils
transportérent ce corps dans l'Am-
phithéâtre sans l'examiner. Le lendemain matin avant la visite des malades,
un jeune Chirurgien me dit qu'il avoit
entendu des sons plaintifs dans l'Am-
phithéâtre, comme si quelqu'un y eut
poussé des sanglots & des profonds
soupirs; & que la frayeur l'avoit empêché de se lever & de venir m'en avertir. J'allai promptement examiner le
sujet; je vis avec douleur que cette pauvre fille, qui alors étoit véritablement
morte, avoit fait des efforts pour se
débarrasser du drap qui l'enveloppoit :
elle avoit une jambe par terre hors du
brancard & un bras appuyé sur la bar-
re du tréteau d'une table à disséquer à
côté de laquelle le brancard étoit

pofé. Je me rappelle ici les fentimens
d'horreur, & de compaffion dont je
fus agité dans cet inftant. Je doute
qu'il y ait un fpectacle plus trifte &
plus touchant que celui-là. Je l'ai vû
moi-même ; je ne fuis point du parti
des incrédules à qui M. Bruhier fait
les reproches les plus vifs fur le peu
d'impreffion que ces exemples ont
produite fur leur efprit. * » Quoi
» de plus capable, dit-il, de réveiller
» l'attention des Puiffances Ecciéfiaf-
» tique & Séculiere ! Mais le Prélat,
» mais le Magiftrat, peuple en cette
» partie, croyent avoir fait de leur
» jugement tout l'ufage convenable,
» quand ils ont affaifonné d'un ton

* Ces faits fuffifent pour établir la poffibi-
lité des récidives, & pour autorifer le projet
d'un Réglement contre la précipitation des
Enterremens. Je l'ai déja dit, les vues de Monfieur Bruhier font très louables ; je prétends
feulement que de la vérité de ces faits il ne
réfulte pas que les marques de la mort foient
incertaines.

» d'admiration, un *en vérité il l'a*
» *échappé belle !* Ce n'est pourtant
» rien moins, continue M. Bruhier,
» que de pareilles exclamations qu'on
» a droit d'attendre de ceux qui sont
» chargés de veiller à la sureté pu-
» blique ».

Le respect dû à la Magistrature
& aux Puissances Ecclésiastiques ne
m'empêcheroit pas de penser ainsi,
parce que la raison ne peut être asser-
vie à aucune Puissance, & qu'elle ne
connoît d'autre autorité que celle
de l'évidence. Mais il me paroît que
le Prélat & le Magistrat ne sont point
peuple en cette partie. Le peuple est
disposé à tout croire sans examen : il
est souvent la duppe des suppositions
les plus extravagantes ; car il n'y en
a point ausquelles la crédulité & l'i-
gnorance ne puissent donner quelque
poids. Les lumiéres des Magistrats les
garantissent de ces travers. Ils ont senti

vraisemblablement que le sistême que l'on soutient n'étoit pas appuyé sur des témoignages assez décisifs. La plupart des faits cités par M. Bruhier ne forment que des allégations sur des ouir-dire. Une histoire a été racontée par un particulier inconnu ; toute l'autenticité d'une autre est qu'elle est notoire dans le quartier. Celles qui sont le mieux constatées n'ont pas été observées avec le soin & l'exactitude nécessaires pour juger s'il n'y a pas eu de l'ignorance ou du manque d'attention de la part de quelqu'un. Toutes ces personnes mises dans la bierre ont été réputées mortes , par des assistans sans nom , des Domestiques , des Quidams , &c. qui n'avoient ni le discernement ni la capacité requise pour prononcer sur les simptômes qui caractérisent l'état réel d'un malade.

Quand le défaut d'intelligence de

ces prétendus juges ne seroit pas démontré, il faudroit encore porter le flambeau d'une févere critique dans ces différentes histoires de réfurrections, pour y démêler ce qu'elles renferment de douteux ou de faux. Attaquer ce qui est fuppofé dans un fait, ce n'est pas le contefter. On fert la vérité lorfqu'on la dégage de ce qui pourroit nous la rendre fufpecte.

Il faut diftinguer entre les faits avérés & ceux que l'on tire des relations douteufes de la multitude : ceux-ci font fujets à être répétés. Pour peu qu'ils fourniffent matiere à plaifanterie, chacun veut fe les approprier ; ils font arrivés dans le pays de tous ceux qui les racontent, leurs ayeux ou leurs peres en ont été les témoins ; le penchant que les hommes ont à donner crédit aux chofes où il entre de l'extraordinaire, porteroit même

la plupart de ces conteurs d'hiſtoires,
à dire, s'il falloit vaincre l'incrédulité
des auditeurs, que le fait s'eſt paſſé
ſous leurs yeux. J'ai oui faire le conte
ſuivant par vingt perſonnes différentes, & je l'ai lû dans différens Auteurs,
qui tous le donnoient comme un fait
qui leur étoit particulier.... Dans un
Village une femme eut une groſſe
maladie à la fin de laquelle elle tomba en léthargie. Son mari & ceux qui
étoient autour d'elle la crûrent morte. Ils l'enveloppérent ſeulement d'un
linge, & la firent porter en terre. En
allant à l'Egliſe, celui qui l'a portoit
paſſa ſi près d'un buiſſon que les épi-
nes l'ayant piquée, elle ſortit de ſa
léthargie. Quatorze ans après elle
mourut encore, au moins le crut-on
ainſi; comme on l'apportoit en terre
& qu'on l'approchoit d'un buiſſon,
le mari ſe mit à crier deux ou trois
fois : *N'approchez pas des haies.*

De pareilles historiettes pourroient-
elles être le fondement d'un ouvrage
sérieux & important ? En supposant
même tous ces faits aussi certains que
M. Bruhier demande qu'on les croye,
ils ne deviennent pas plus concluans
par leur nombre. Il ne sert qu'à fati-
guer inutilement le Lecteur ; car chaque histoire est un fait singulier duquel on ne peut tirer une conséquence
absolue. Ainsi la pluralité de ces faits
réunis , n'établit point un principe
certain. Ils ne font au plus qu'un
argument positif de la négligence,
du peu d'attention , de l'ignorance ,
peut-être même de la méchanceté
de ceux pour qui l'état des malades a été illusoire. Observez , Monsieur , quelle est la force de ce raisonnement. . . . Il est certain qu'on a
enterré plusieurs personnes qui n'é-
toient pas réellement mortes : donc
les signes de la Mort sont incertains.

La premiere propofition eft vraie, mais fi vous demandez une preuve de la conféquence, on vous alléguera que plufieurs perfonnes ont été enterrées vivantes. Voila précifément à quoi fe réduit toute la dialectique employée pour foutenir l'opinion de l'incertitude des fignes de la Mort. Vous êtes trop bon Logicien pour ne pas fentir le vice de cette argumentation.

Il feroit étonnant que dans le nombre d'hiftoires rapportées par M. Bruhier, il ne s'en trouva point où des perfonnes de l'art fe foient trompées. » * Des faits inconteftables » prouvent que des fujets livrés trop » brufquement au couteau anatomi- » que, ont donné par leurs cris des » marques certaines de vie, lorfqu'ils » en ont fenti le tranchant, à la honte

* Texte de la Thèfe de M. Winflow, traduite par M. Bruhier.

éternelle

» éternelle de l'Anatomiste impru-
» dent ». Tel est, dit-on, l'accident
funeste arrivé à Vésale, le plus grand
Anatomiste de son siécle. On assure
que ce malheur est arrivé depuis à
plusieurs personnes, sans doute moins
habiles ; cela ne seroit pas étonnant.
Mais quelle induction tirera-t'on de
ces faits ? Tout le raisonnement qu'on
peut faire à cette occasion, me paroît
se réduire à celui ci. Vésale étoit le
plus grand Anatomiste de son siécle,
& il s'est trompé sur les signes de la
Mort : donc ces signes sont incertains.
Vous voyez, Monsieur, que la conséquence n'est point juste. L'erreur
de Vésale est une faute personnelle
& particuliere d'où l'on ne peut tirer
une conclusion aussi générale. Ce
grand homme emporté par sa passion
pour l'Anatomie, a manqué d'attention & de prudence. C'est le sentiment de tous ceux qui ont parlé de

cette malheureuse avanture *. On
jetteroit les fondemens du plus affreux pirrhonisme si l'on concluoit
l'impossibilité absolue d'avoir des
connoissances certaines sur un objet,
par les erreurs que l'on auroit commises à son égard. Il est presque impossible que les hommes ne laissent quelques marques des bornes de leur savoir ; *errare humanum est*. Le résultat
des commentaires ausquels l'accident
arrivé à Vésale a donné lieu, se réduit
à dire que » dans le cas même où un
» Chirurgien est requis de procéder
» à l'ouverture d'un corps, il ne peut,
» sans s'exposer à être homicide, la
» commencer avant que d'être sûr de

* *Horret animus meminisse Vesalium, eò,*
negligentiâ suâ, *fuisse perductum,* ut &c.
Lancis. *de subit. mortibus,* Lib. I. Cap. XV.
Schenckius qui a rapporté, ainsi que Lancisi,
ce fait d'après A. Paré, dit, de la femme que
Vésale a ouverte.... *inexpiabili & famoso*
errore *occisa est.* Lib. 4. de Suffocatione uteri,
Obs. 289.

» la mort ; c'est-à-dire , quand il y
» a des signes de putréfaction , & que
» le corps exhale une odeur cada-
» véreuse * ». Retenez bien ces paroles : je vous prie M. d'y donner votre
attention ; elles renferment complet-
tement le systême de M. Bruhier.

La postérité se rappellera , sans
doute , avec des sentimens d'estime
& de reconnoissance , le nom & les
travaux des hommes illustres qui ont
aggrandi l'empire des sciences , sous
le régne glorieux du Prince qui les a
protégées avec le plus de bontés.
Suivant le principe posé , elle ne pourroit se souvenir de M. Winslow qu'avec
des sentimens d'horreur. Ce sçavant
& laborieux Anatomiste , fixé parmi
nous par les bienfaits du Roi pour
l'honneur de la nation , doit principalement sa grande réputation à son

* Traité de M. Bruhier , Tome I. seconde
Edit. *pag.* 143.

E ij

Traité d'Anatomie ; cet ouvrage im-
mortel n'eft point un fimple Recueil
de ce que d'autres ont enfeigné ou
écrit avant lui fur les fujets qu'il traite. C'eft une expofition fidéle & éxacte
des découvertes qu'il a faites lui-
même par des diffections fréquemment & différemment répétées. Il ne
feroit donc parvenu à déterminer la
fituation des vifcères avec autant de
jufteffe & de précifion qu'il l'a fait,
qu'en s'expofant à commettre prefque autant de meurtres, qu'il a ouvert
de cadavres. Car il n'a pu certainement fe fervir pour ceci de fujets pu-
tréfiés & qui auroient exhalé une
odeur fœtide avant que d'en faire
ufage. Suivant M. Winflow l'infenfibilité des fujets lorfqu'on fait fur eux
des incifions, n'eft pas une preuve
certaine qu'ils font morts. * Qui

* *Mortis incerta figna non minùs incerta à
Chirurgicis quàm ab aliis experimentis.*

garantira donc à M. Winslow qu'il n'a pas commis un grand nombre d'homicides ? Suivant cette idée, il auroit été plus heureux que Vésale sans être moins coupable ; Vésale nous paroîtroit autant à plaindre qu'à blâmer ; & M. Winslow n'auroit acquis sa réputation si étendue & si bien méritée, que par un nombre d'imprudences dont une seule auroit pu, selon sa propre expression, le couvrir d'une honte éternelle.

Vous avez vû, Monsieur, que des personnes sans connoissances en Médecine, mais attentives, ont discerné que certaines personnes qu'on croyoit mortes étoient vivantes ; je vous ai rapporté plusieurs faits par lesquels il est démontré que ces fausses apparences n'ont point eu lieu à l'égard des personnes éclairées. L'antiquité la plus reculée nous a même fourni les exemples les plus décisifs de la certitude des signes de la Mort. *Asclépiade* a reconnu qu'un homme qu'on portoit en terre n'étoit pas mort. *Celse* se sert de ce fait contre ceux qui soutenoient le sentiment de *Démocrite* renouvellé de nos jours. *Empédocle* * le plus célébre des disciples de *Pithagore* , estimé par plusieurs cures extraordinaires qu'il avoit eu occasion de faire , fut particulierement admiré pour avoir guéri une femme que l'on croyoit morte. Si les marques de la mort étoient moins certaines pour nous que pour ces grands hommes , est-ce à l'art qu'il faudroit s'en prendre ? *Non crimen artis, si quod professoris est.* Ce ne sera point en s'abandonnant à de vaines spéculations , en recueillant des contes , & en les ammoncelant , si j'ose le dire ,

---

* Il florissoit , selon Diogene Laërce , environ la LXXXIV. Olympiade, qui commence l'an du monde 3506. *Histoire de la Médecine, par M. Leclerc.*

qu'on parviendra à décider quelque
chose sur une matiere aussi impor-
tante. Il faut étudier la chose même
sur les sujets. C'est le sentiment de
Lancisi sur le point de question qui
fait ici l'objet de nos recherches. *
L'expérience & l'attention, quoique
nécessaires, ne suffisent pas; il faut de
plus du jugement & de la sagacité :
sans ces qualités, on ne peut préten-
dre à l'estime qu'ont méritée les Em-
pédocles & les Asclépiades. Je suis,
&c.

* *Sed hæc omnia non tantùm præceptis,
quantùm usu ac diligentiâ docentur.* Lancis.
de subit. mortibus. Lib. I. Cap. XVI.

TROISIÉME LETTRE.

NOUS sçavons, Monsieur, que dans les choses physiques une seule cause est capable d'opérer une quantité d'effets entierement oppo-sés : la même observation se présente dans les choses morales. Tous les hommes ne sont pas également af-fectés de ce qui semble agir sur eux de la maniere la plus uniforme. Quoi-que la mort les frappe tous sans dis-tinction, rien n'est si diversifié que les façons de penser qu'ils ont eues sur cet évenement. Il y a même peu de nations qui n'ayent eu à ce sujet leur sistéme particulier. La mort a été, du moins pour les survivans, un sujet de joie ou de tristesse suivant le génie des différens peuples. Elle a excité en eux des sentimens dont la bisarrerie

est

est presque inconcevable. Ici les corps
des défunts inspiroient du respect ; là
ils étoient un objet de mépris Tous
les hommes , dans tous les tems &
dans tous les Pays , n'auroient-ils pas
dû prendre , toutes choses égales
d'ailleurs , un inté êt égal à la mort
d'un pere, d'une épouse, d'un ami ?
La voix de la nature parle t'elle donc
différemment dans différens climats,
& n'est-elle pas partout également
intelligible ? Cependant si l'on vouloit représenter jusqu'où la variété
des opinions peut être poussée sur un
seul objet, je doute qu'on puisse mieux
y réussir qu'en rappellant les coutumes qui ont été observées chez différens peuples à l'occasion des sépultures. L'ignorance & la superstition
sont le fondement de presque tous
ces anciens usages. L'erreur a accré-
dité bien des extravagances ; mais il
est à peine croyable que les hommes

G

ayent pû les multiplier autant qu'ils l'ont fait, sur un point qui auroit dû faire sur eux à peu près les mêmes impressions. Les coutumes les plus opposées ont eu également leurs fidéles observateurs. Permettez - moi, Monsieur, de vous en citer quelques exemples.

Les Scythes mangeoient les morts pour se régaler ; ils croyoient leur rendre par-là les plus grands honneurs *. Les Hircaniens, moins barbares, ne nourrissoient des chiens que pour leur faire dévorer les cadavres de leurs compatriotes.

Les Massagetes, les Derbices, les Peuples d'Esie, (*essedones*) égorgeoient les vieillards décrépits & mangeoient leur chair. Les Derbices tenoient à l'égard des femmes une

---

* *Scytha mortuos inter epulas vorare*, causâ honoris, *consueverant*. Flor, Dulphus. de Sepult. Cap. IV.

conduite différente. Ils les étran-
gloient , à la vérité , lorsqu'elles
avoient soixante-dix ans : mais ils
avoient soin de les faire enterrer. *

Les Sabéens, Peuples de l'Arabie
heureuse , jettoient les morts parmi
les ordures. Les Egyptiens , au contraire , qui négligeoient si fort leurs

* Ces Peuples barbares qui tuoient les hommes & les mangeoient , devoient avoir des
raisons pour n'en pas user de même à l'égard
des femmes. Il est très - probable qu'ils ne
trouvoient pas dans la chair des vieilles femmes la même saveur que dans celle des hommes. Car on n'oseroit croire qu'ils se soient
ainsi comportés envers les femmes par d'autres
motifs. Suivant l'illustre & célèbre Auteur de
l'Esprit des Loix , Tome II. Art. XV. du Di-
vorce & de la Répudiation , c'est un des avantages des charmes de la jeunesse dans les femmes , que dans un âge avancé un mari se porte
à la bienveillance par le souvenir de ses plai-
sirs. Si les Derbices avoient cette vûe en faisant
donner la sépulture à leurs femmes ; on peut
dire que ce témoignage de la tendresse qu'ils
avoient eue pour elles , étoit bien tardif ; &
qu'ils leurs donnoient des marques bien étran-
ges de leur ancienne affection. Ils les étran-
gloient , sans doute, afin de les mettre à l'abri
des infirmités inséparables de l'extrême vieil-
lesse : c'étoit une marque d'attention de leur
part.

maifons, étoient fomptueux en édifi-
ces funébres. Perfuadés qu'ils étoient
étrangers fur la terre, ils regardoient
leurs habitations comme de fimples
hôtelleries toujours affez commodes
pour loger des paffans *. Mais ils éle-
voient à grands frais de magnifiques
tombeaux où ils devoient établir leur
demeure éternelle.

Pendant que la plupart des peuples
montroient de l'affliction à la mort
de leurs proches, il y avoit des Pays
où les Loix défendoient avec févérité
les mouvemens naturels qui expri-
ment la triftelle de l'ame. Les pleurs
& les gémiffemens n'étoient point
permis à Sparte. ** On les regardoit
comme peu convenables à des hommes que leur Légiflateur vouloit for-

* *Diverforia vitæ momento transeuntis.*
Dulph. Loc. citat.
** Voyez l'Hiftoire Univerfelle depuis le
commencement du monde jufqu'à préfent :
traduit de l'Anglois par une Société de gens
de Lettres. Tome IV.

mer à la constance & à la grandeur d'ame.

Une pareille Loi auroit été sans application chez les Troglodites. Dès qu'un homme étoit mort, ils lui attachoient le col avec les pieds, & l'emportoient ainsi en peloton pour l'enterrer. Cette cérémonie se faisoit avec beaucoup de précipitation : les assistans y rioient & se divertissoient comme s'ils eussent été à une partie de plaisir. Les Japonois enterrent encore leurs morts avec de grandes réjouissances.

Vous me dispensez, sans doute, de vous rapporter ici les cérémonies que tous les différens peuples ont observés en différens tems. Ce détail deviendroit aussi ennuyeux, qu'il est inutile. La lecture du Livre de Monsieur Bruhier vous en a fait connoître un grand nombre ; & vous pouvez consulter à ce sujet plusieurs Auteurs

outtre ceux qu'il a indiqués , qui ont
traité particulierement cette matiere *. J'ai lû leurs ouvrages avec attention : toutes les pratiques qu'ils
ont décrites m'ont parues marquer
bien tristement l'abus que les hommes peuvent faire de leur raison. La
plupart de ces coutumes font directement opposées aux premieres notions du sens commun. Je ne comprends pas pourquoi on a voulu en
tirer des conséquences en faveur de
l'opinion de l'incertitude des signes
de la Mort.

* LAVORIUS, *de prisco & recenti funerandi
more.*

FLORIANUS DULPHUS , *de sepulturis* , &c.
bononiæ 1641.

JACOB. GUTHERUS, *de jure Manium* Parif.
1615.

Le Réveil de Chyndonax Prince des Drui-
des Dijonois , par GUENEBAUD Médecin , à
Dijon 1621.

CLAUDE GUICHARD , des funérailles des
anciens. 1581.

LILIUS GYRALDUS , *de sepulturâ ac vario
sepeliendi ritu* cum notis Joh. Faës , Helm-
ſtad. 1676. &c.

M. Bruhier prétend que tous les peuples, du moins ceux qui ont été un peu policés, ont gardé les corps plusieurs jours avant que de les enterrer ou de les brûler ; & que le motif de ce délai étoit de s'assurer si la mort étoit réelle. Il prétend même que les lamentations & les pleurs sont des établissemens politiques par lesquels on a eu dessein de prévenir l'inhumation des personnes vivantes. Je me bornerai à la discussion de ces deux points. Je crois pouvoir démontrer que les anciens peuples n'ont jamais pris plus de précautions que nous pour s'assurer de la mort ; & qu'il n'y a aucune preuve qu'ils ayent jamais pensé, d'une façon particuliere, à ne pas courir le risque de donner la sépulture à des corps vivans. Leurs procédés à l'égard de ces corps les exposoient même bien plus que nous ne le sommes à ce danger

terrible, comme je vous le ferai voir.
On sçait que les coutumes changent
suivant les saisons, suivant les climats,
suivant les caprices des Princes ou
des peuples, suivant les différens
principes de gouvernement, de religion & de police. Comment celle de
différer les funérailles qui devroit
être uniforme & universelle, qui devroit être observée de tout tems &
par toutes les nations de la terre, se
seroit-elle perdue ? L'expérience auroit dû, de bonne heure, instruire les
hommes des dangers qu'il y avoit à
précipiter les enterremens. Pour peu
qu'on y réfléchit, il seroit bien difficile de se persuader que si la coutume
de différer les inhumations eût été
une fois établie sur des motifs aussi
interressans que ceux que l'on suppose, on eût négligé de l'observer. En
effet, les hommes les plus grossiers
ne sont pas moins fortement attachés

à la vie que les plus éclairés ; les
misérables en font autant de cas que
ceux qui passent leurs jours dans le
sein de l'opulence ; enfin la nature ne
répugne pas moins dans les uns que
dans les autres, à sa destruction. Par
quel aveuglement auroit-on cessé
d'être attentif à une pratique si salutaire ? Personne, me direz-vous,
ne croît devoir subir particulierement
un sort aussi affreux que l'est celui
d'être enterré vivant : on n'aime pas
à s'occuper de réflexions aussi cha-
grines : cela est vrai, Monsieur, aussi
le raisonnement que je viens de faire
ne me paroîtroit-il guères plus concluant que les allégations contraires,
si je ne pouvois y joindre des faits
qui ne vous laisseront aucun doute
sur la vérité des propositions que j'ai
avancées.

L'Histoire des Juifs, la plus ancienne que l'on puisse consulter, ne

fournit aucune lumiere fur le délai
que l'on mettoit entre la mort &
l'inhumation. On ne trouve qu'un
feul réglement dans le Deutéronome
où il eft dit qu'il faut enterrer les
fupliciés le jour même de l'éxécution, & ne les point laiffer au gibet.*
M. Bruhier, furpris du filence que
garde Moyfe fur les cérémonies des
funérailles, quoique ce Légiflateur
ait multiplié fi confidérablement les
obfervances légales, a cru fuppléer
à ce filence en rapportant ce que l'E-
vangile nous apprend de la mort &
de la réfurrection de Lazare. On y
voit pofitivement que Lazare a été
reffufcité quatre jours après avoir été
enterré ; mais on n'y trouve rien abfolument qui marque la date de fa
mort. C'étoit cependant la le point
unique de la queftion. M. Bruhier a
donné cette hiftoire dans la premiere

* Deutéronome. Cap. XXI. v. 22 & 23.

partie de son ouvrage : après quelques
détails, il convient de bonne foi qu'elle ne lui a fourni aucun éclaircissement. Plein du projet qu'il avoit médité, il ne s'est pas souvenu de cet
aveu en composant la seconde partie
de son Traité, où il assure (pag. 94.)
qu'il a prouvé démonstrativement que
l'on gardoit , dans la Judée , les
morts beaucoup plus longtems qu'on
ne seroit souvent obligé de le faire
dans ce Pays-ci.

Personne n'ignore que les Juifs
sont très-éxacts à l'observance de
leurs loix, & qu'ils ont conservé
avec l'attention la plus scrupuleuse
les usages que leurs pères leur ont
transmis : ainsi il pourroit être permis
de juger de ce qui s'est passé du tems
de Lazare, par ce que pratiquent les
Juifs modernes. Leur opinion est,
que dès qu'un homme est mort, il ne
demande que la terre. Suivant ce

principe ils enterrent les corps le
plutôt qu'ils le peuvent : il n'y a jamais entre la mort & l'enterrement
d'autre délai que celui qui est néceffaire pour les préparatifs convenables. Pendant que l'on fait une foffe
dans le Cimetiere, les uns font oc-
cupés dans la maifon à laver le corps ;
d'autres à faire une efpéce d'aube, des
chauffons, une coëffe de bonnet, des
caleçons fi c'eft un homme, ou une
juppe fi c'eft une femme, le tour de
toile neuve. On en habille le mort ;
on le met dans un cercueil, & on le
porte en terre. Toute cette cérémonie ne dure ordinairement pas plus
de trois heures. Si les foffoyeurs trouvent un os en creufant la foffe, ils la
comblent fur le champ, & en font
une autre ailleurs. C'eft l'obftacle le
plus à craindre pour le retard. J'ai vû
des Juifs mourir la veille du Sabbat à
quatre heures. Les priéres devoient

commencer à cinq ; on les retardoit
d'une heure , & on procédoit à l'enterrement avec toute la diligence
possible , afin d'être libre de ce soin
avant que la fête commençât.

La lecture des Actes des Apôtres *
fournit un trait capable de *prouver
démonstrativement* que de leur tems
on enterroit dès qu'on croyoit que
les personnes étoient mortes, & qu'on
ne faisoit aucun éxamen qui montrât
la moindre méfiance sur la certitude
des signes de la Mort, Je vais rapporter le passage en entier.

» Alors un homme nommé Ana-
» nie , & Saphire sa femme , vendi-
» rent ensemble un fonds de terre.

» Et cet homme ayant retenu de
» concert avec sa femme , une partie
» du prix qu'il en avoit reçu , il ap-
» porta le reste aux pieds des Apô-
» tres.

* Act. Apostol. Cap. V.

» Mais Pierre lui dit : Ananie com-
» ment ſatan vous a-t'il tenté juſ-
» qu'à vous faire mentir au S. Eſprit,
» & détourner une partie du prix de
» ce fonds de terre.

　　» Ne demeuroit-il pas toujours à
» vous ſi vous l'aviez voulu garder,
» & après même l'avoir vendu, le
» prix n'en étoit il pas encore à vous :
» comment avez-vous conçu ce deſ-
» ſein dans votre cœur ? Ce n'eſt
» point aux hommes que vous avez
» menti, mais à Dieu.

　　» Ananie ayant oui ces paroles,
» tomba & rendit l'eſprit : & tous
» ceux qui entendirent parler de
» cette mort furent ſaiſis d'une ex-
» trême crainte.

　　» Auſſi-tôt quelques jeunes gens
» emportérent le corps & l'enterré-
» rent. *

　　* *Surgentes autem juvenes amoverunt eum,*
& efferentes ſepelierunt.

» *Environ trois heures après* * fa
» femme qui ne fçavoit point ce qui
» étoit arrivé, entra.

» Et Pierre lui dit : Femme, dites-
» moi, n'avez-vous vendu votre
» fonds de terre que cela ? Elle lui
» répondit : Non, nous ne l'avons
» vendu que cela.

» Alors Pierre lui dit : Comment
» vous êtes-vous ainsi accordés en-
» femble pour tenter l'Esprit du Sei-
» gneur ? Voilà ceux qui viennent
» *d'enterrer* votre mari qui font à
» cette porte, & qui vont vous *por-*
» *ter en terre.* **

» Au même instant elle tomba à
» ses pieds & rendit l'esprit. Ces jeu-
» nes hommes étant entrés, *la trou-*
» *vérent morte,* & l'ayant emportée,

---

* *Factum est autem quasi horarum trium*
spatium.

** *Ecce pedes eorum qui sepelierunt virum*
tuum, ad ostium, & efferent te.

» ils l'enterrérent auprès de son
» mari. *

Ce passage prouve visiblement
qu'on ne s'occupoit point de la conservation des corps dès qu'ils étoient
réputés n'être plus en vie. Que pourroit-on opposer à des témoignages
aussi positifs ? On dira sans doute , &
nous n'en disconviendrons pas , que
cette précipitation à enterrer devroit
être extrêmement abusive : nous ne
nous sommes point engagés à la justifier. Il s'agit ici d'une question de
fait : Les Anciens ont-ils pris des
précautions pour s'assurer de la mort ?
voilà tout le sujet de la difficulté.
Mais il est constant qu'à Rome on
a gardé des corps pendant sept jours
entiers.... *Octavo incendebatur, nono
sepeliebatur.* Telle a été, dit-on, la

* *Intrantes autem juvenes invenerunt
illam mortuam , & extulerunt, & sepelierunt
ad virum suum.*

coutume

coutume des Romains. Cette citation n'est pas auffi favorable qu'on l'a crue. J'en ferai fentir l'infuffifance. Je ne m'arrêterai point à démontrer que cette pratique n'avoit point lieu dans tous les cas. Mais quand elle auroit été générale, elle ne prouveroit rien dans la queftion préfente, fi les Romains, malgré le délai qu'on mettoit entre la mort & les funérailles, couroient les mêmes rifques que fi on les eût enterrés vivans : or il eft aifé de le prouver en expofant d'abord quels étoient les motifs de ce délai; & en déterminant enfuite quelles précautions on prenoit pour conferver les corps pendant cet intervalle de tems.

Il eft de fait que l'on a gardé à Rome des corps pendant fept jours avant que de les brûler ou de leur donner la fépulture. Tous les Citoyens fenfibles aux inconvéniens qui pou-

voient résulter d'une sépulture pré-
cipitée „ se sont-ils accordés sur ce
point : ou bien cette maxime étoit-
elle un effet de la vigilance des Magistrats , & de la prudence d'un Gouvernement attentif à tout ce qui pouvoit contribuer à la sureté des Citoyens ? Ce sera le sentiment de
M. Bruhier , mais ce sentiment n'est
pas soutenable ; parce qu'il fait agir
la sagesse des hommes où ils n'ont
mis que de la vanité. On ne peut produire aucun Réglement de Police par
lequel cette conservation des corps
ait été établie. C'est le luxe qui l'a
prescrite. La vanité des survivans *
avoit dèslors mis des distinctions dans
les cérémonies funébres. Il y avoit
comme à présent des enterremens à
tout prix. Le convoi se faisoit avec

* S. Augustin blâmant les dépenses des con-
vois funébres , dit . . . . *exequiarum pompa*
magis est vivorum solatium, quàm mortuorum
subsidium. Lib. I. Cap. XII. *de Civitate Dei.*

plus ou moins d'appareil & de magnificence, suivant l'opulence ou la
dignité des défunts. Il falloit du tems
pour faire tous les préparatifs : c'é-
toit l'unique cause pour laquelle on
différoit les funérailles. L'autorité de
Lavorius est décisive sur ce point ;
pro parando funere. Claude Guichard * a pensé de même. Il rapporte
que, selon Donat, » *on oignoit les*
» *corps afin qu'ils brûlassent plus ai-*
» *sément* ; mais, ajoute Guichard,
» cette raison cloche & ne peut être
» référée qu'à ceux qu'on vouloit
» brûler. Il faut donc dire que c'étoit
» principalement pour les engarder
» de se corrompre & sentir mauvais,
» *atten*Iant le jour du convoi ». Le
nombre des jours qui se passoient entre la mort & le convoi n'a jamais
été déterminé. Il a toujours été rela-
tif au tems des préparatifs, plus ou

* Pr. Liv. des Funérailles. Chap. II.

moins longs ſuivant la dépenſe qu'on vouloit faire. Quenſtedt , que je cite ici d'après M. Bruhier * , aſſure qu'il ſeroit en état d'apporter bien des preuves qu'on n'avoit pas toujours égard à un nombre de jours déterminé. Il auroit été peu convenable que la pompe funébre d'un Sénateur ou d'un Chevalier n'eût pas été différente de celle d'un Artiſan. Il falloit donc du tems pour diſpoſer les choſes ſuivant la condition ou les richeſſes du mort **. M. Bruhier dit , d'après M. Winſlow , qu'en Dannemarck on n'enterre guères que le quatriéme jour ou ſur la fin du troiſiéme , *à cauſe des préparations que demandent les enterremens.* Tel a toujours été le motif de la conſervation des morts.

* Seconde Edition du Tome I. *pag.* 494.
** *Viri proceres, plebeii, nobiles atque ignobiles , omnes iiſdem moribus non utebantur.* Dulphus. Cap. VII. Nº. I.

Ce n'est point par le nombre des
jours que les anciens ont conservé
les corps, qu'il est possible de juger
de ce qu'ils pensoient sur la certitude
des signes de la Mort : c'est par l'état
où ils mettoient ces corps dès qu'ils
leur paroissoient avoir fini leur car-
riere. En effet plusieurs peuples, les
Egyptiens particulierement, n'enterroient ni ne brûloient les morts ; ils
les embaumoient. Tous les Auteurs
qui ont voulu pénétrer les motifs de
cet usage, se sont accordés à dire que
ces peuples croyoient la résurrection
des morts, & qu'ils craignoient que
la pourriture n'empêchât cette résurrection, ou que la corruption n'ap-
portât quelque douleur ou tourment
à l'ame qui devoit être en lieu de repos *. Quelles que fussent les raisons
de leurs maximes, on sçait qu'ils pro-

* V. Guenebaud sur les cérémonies obfer-
vées aux anciennes Sépultures.

cédoient aux embaumemens par l'é-
ventration des corps : ce que vous
pouvez voir dans Herodote, dans Ambroise Paré à l'article des Momies ,
& dans les Nouvelles Littéraires qui
ont donné l'extrait des Mémoires lûs
aux Séances publiques des Académies
des Sciences & des Belles-Lettres du
mois de Novembre 1750. * Ce n'est
donc pas de la conservation des morts
que l'on peut conclure qu'une nation qui les a gardés a pris des précautions contre les risques qu'il y
avoit à précipiter les inhumations ;
puisque l'embaumement précipité
n'expose pas à un moindre danger.
M. Bruhier s'est élevé contre l'un &
l'autre de ces abus , avec autant de
zèle que de raison.

Il est vrai que les Romains ne faisoient aucune incision pour embaumer les corps ; du moins paroît-il

* Voyez le Mercure de Février 1751.

prouvé , par le silence de tous les Auteurs , qu'ils gardoient les corps sans leur faire d'autre opération que de les laver , & de les frotter ensuite avec des baumes plus ou moins précieux.

Tarquinii corpus bona fœmina lavit & unxit.
ENNIUS.

Mais ces ablutions & ces onctions extérieures avoient le même inconvénient que les embaumemens des Egyptiens , & que ceux que nous pratiquons pour conserver le corps des Rois & des Princes. Je vais , Monsieur , lever les principales difficultés qu'on pourroit me faire à ce propos. Je trouverai des secours dans ce que M. Bruhier a écrit. Pourquoi chercherois-je un autre arbitre sur une question qu'il a tant méditée.

Après avoir lavé les corps on les frottoit de parfums , on faisoit même

couler des essences précieuses dans la
bouche. » Arnobe nous apprend
» même qu'on népargnoit pas les
» parfums, puisqu'il dit d'un corps
» mort, qu'il dégouroit d'un baume
» précieux ; *opobalsamo udum.* Nous
» apprenons de Kirchmann la raison
» de cette conduite ; c'est, dit-il, pour
» empêcher la mauvaise odeur du
» corps. * »

M. Bruhier dit ailleurs **.... » Il
» y a tout lieu de croire que la cou-
» tume de laver & de parfumer les
» morts chez les Juifs, étoit moins
» établie en faveur des morts que des
» vivans. *Comme on les gardoit plu-*
» *sieurs jours* avant que de les enter-
» rer ; *la mauvaise odeur* auroit rendu
» cette *précaution* impraticable, ou
» fait déserter la maison mortuaire.

* *Causa hujus unctionis erat ut fœtor à corpore mortuo arceretur.* M. Bruhier, Tome I.
pag. 491. seconde Edition.
** Ibid. *pag.* 473.

» Car

» Car la Judée étant un pays chaud,
» les corps morts devoient y être at-
» teints de corruption beaucoup plu-
» tôt que dans un plus froid. Et puif-
» que cette raifon étoit celle qui avoit
» déterminé les Romains & les Grecs
» à pratiquer cesdeux cérémonies, d'où
» vient ne croirions-nous pas qu'elle
» en ait été la fource chez les Juifs ?»

Oui, Monfieur, je foufcris avec plaifir au fentiment de M. Bruhier ; on embaumoit les corps pour les pré-ferver de la pourriture, afin de pou-voir les conferver pendant quelques jours. Voilà le motif bien précifément exprimé. Mais ce délai n'étoit point une précaution pour connoître fi la mort étoit certaine : car les moyens qu'on employoit pour cette confer-vation des corps étoit une pratique meurtriere, dans le fens même deMon-fieur Bruhier. C'eft une chofe qui ne peut-être mife en doute : L'antiquité

I

fainte & profane fe réuniffent pour donner la démonftration de cette vérité.

L'ufage des Juifs eft décrit de la maniere la plus claire & la plus précife dans l'Evangile de S. Jean *. Nicodéme qui vint pour enfevelir le corps de Jefus - Chrift, apporta environ *cent livres* d'une compofition de myrrhe & d'aloës. Jofeph d'Arimathie aida à envelopper le corps dans des linceuls avec ces aromates, felon la maniere d'enfevelir qui eft ordinaire aux Juifs.

On ne fe contentoit pas d'envelopper le corps ; on lioit en outre les mains & les pieds avec des bandes. C'eft ce que nous lifons dans le même

---

* Cap. XIX. v. 39 & 40. *Ferens mixturam myrrha & aloës quafi libras centum. Acceperunt ergo corpus Jefu, & ligaverunt illud linteis cum aromatibus, ficut mos eft Judais fepelire.*

Evangéliste à l'occasion de Lazare *.
Jesus l'ayant appellé, le mort à
l'heure même sortit ayant les pieds
& les mains liés de bandes, & le
visage enveloppé d'un linge. La coutume étoit donc d'emmaillotter les
corps de la même maniere, à peu
près, que le sont nos enfans en nour-
rice. C'est le sentiment des Commen-
tateurs, & entre autres du R. P. Dom
Calmet.

Supposons présentement un homme qui ne soit mort qu'en apparence ; un homme en qui le principe vital ne soit point entierement
éteint : qu'on mette cet homme dans
un drap après lui avoir étendu environ cent livres de substances balsa-
miques sur la surface extérieure du
corps. Qu'on l'enveloppe ensuite &

* Cap. XI. v. 44. *Et statim prodiit ligatus
pedes & manus institis, & facies illius suda-
rio erat ligata.*

qu'on le lie dans ce drap. Je demande,
comment dans cet état sa respiration
pourra se rétablir ? Et si le germe de vie
qui lui restoit pourra se développer ?
N'est-il pas précisément dans le même cas qu'un homme qui auroit été
enterré. Sa situation est la même que
celle d'un homme cloué entre quatre
ais de sapin , & recouvert de six pieds
de terre. Dans l'un & l'autre cas la
mort est inévitable. Il étoit phisique-
ment impossible que les corps ainsi
arrangés donnassent le moindre signe
de vie. La coutume de différer les inhumations n'étoit donc pas prescrite
par la prévoyance , puisque pour conserver les corps sans être infectés de
l'odeur qu'ils auroient pû exhaler ,
on assuroit infailliblement la mort.
Peut-on donner à de telles pratiques
le nom de précautions ?

Plusieurs peuples ont observé la même coutume que les Juifs. M. Bruhier

nous a fourni le passage d'Arnobe que nous avons cité plus haut : il nous a appris, d'après Cicéron, que les Perses conservoient les corps en les enveloppant d'une croute de cire. Il nous a dit que les Ethyopiens se servoient de plâtre, enfin qu'on avoit eu recours à divers moyens pour parvenir à ce but *. A Rome on livroit les corps à des gens qui faisoient métier de les laver & de les parfumer. On les leur donnoit à l'instant même de la mort, *emisso spiritu*, dès qu'on avoit rendu l'ame; passez-moi l'expression **.

Juvenal parle, par hyperbole, d'un certain Crispin dégouttant de plus de parfums qu'il n'en auroit fallu pour embaumer deux morts.

* Premier Volume, *pag.* 439. & 440. seconde Edition.
** *Emisso spiritu corpus vespillones & lavairtii illud abluebant & ungebant.* Dulphus. Cap. VII.

Et matutino sudans crispinus amomo
Quantùm vix redolent duo funera.

Satyr. IV.

Perse fait le portrait d'un gourmand que le mauvais régime a conduit au tombeau. En décrivant l'appareil des funérailles, ce Poëte dit qu'on exposa le corps bien embaumé sur un lit de parade, & qu'on le mit ensuite à la porte étendu tout de son long dans un cercueil.

Compositus lecto, crassisque lutatus amomis
In portam rigidos calces extendit.

Il s'est trouvé des personnes qui ont soigneusement recommandé qu'on ne les embaumât point, & qu'on les enterrât dans la plus grande simplicité *. Il est d'ailleurs certain qu'on n'embaumoit que ceux dont la famille ou la succession pouvoit fournir à

* *Æmilius Lepidus princeps Senatûs decedens præcepit filiis ut sine linteis, sine purpurâ & tibicine funus sibi facerent.* Sextus Pompeius.

cette dépenſe ; & toujours dans la vûe de les conſerver juſqu'à ce que tout fût prêt pour les funérailles. Un ſçavant Juriſconſulte qui a écrit au commencement du dernier ſiécle ſur les coutumes des anciens au ſujet des ſépultures , dit qu'il ne comprend pas comment ils pouvoient préſerver les corps de corruption pendant huit jours ; car les anciens , ajoute-t'il , ne diſſéquoient pas les corps morts, puiſ-que des perſonnes ont donné des ſignes de vie ſur le bucher , lorſqu'on alloit les brûler *. Ce que j'ai dit ſur la quantité de parfums & de ma-tiéres balſamiques que les anciens employoient , répond à la difficulté

* *Quâ verò arte & quibus medicamentis potuerint pollinctores ſine ſectione corporis , in-tegrum illud & incorruptum ad dies octo in funeſtâ domo aſſervare , mihi non ſatis com-pertum. Nec enim ſolebant veteres corpora mor-tuorum diſſecare ; cùm aliqui elati , jamque rogo impoſiti , revixiſſe dicantur.* Gutherus , Lib. I. Cap. XV.

de *Gutherus*. Quant aux faits dont il parle, je ne doute point qu'ils ne soient dans l'exacte vérité. Il en résulte que la coutume d'embaumer souffroit quelques exceptions. Elle pouvoit n'avoir pas lieu à l'égard des pauvres. Ceux qui par indigence, ou par quelqu'autre raison, n'y ont point été soumis, ont été moins exposés aux risques qui ont excité le zèle de M. Bruhier. Il a pressenti la force de l'objection qu'on pouvoit lui faire, d'après des faits de cette nature, contre ce qu'il a allégué des coutumes des Romains. Voici, Monsieur, comment il résout la difficulté. » On ne déposoit, » dit-il, les corps dans les tombeaux » qu'après avoir été bien certain par » leur mauvaise odeur, de leur corruption & de leur mort. Il est vrai, » ajoute immédiatement M. Bruhier, » que les exemples des Romains » brûlés vivans malgré toutes les

» précautions que prenoient ces peu-
» ples, est une objection à laquelle
» je ne sçai pas de réponse * ». Un
tel aveu, Monsieur, vous paroît-il
éxiger de ma part aucune réflexion ?
J'ai prouvé jusqu'ici que les coutumes des différens peuples ou ne di-
soient rien en faveur du systême de
M. Bruhier, ou démontroient le contraire de ce qu'il avoit eu dessein
d'établir. Je finirai cette Lettre par
l'éxamen des conséquences que cet
Auteur a tirées des lamentations &
des conclamations.

Les pleurs ne sont pas seulement
des signes de douleur & de tristesse ;
on pleure de joye ; on verse des larmes de tendresse. Dans nos Piéces de
Théâtre la reconnoissance d'un pere
& de ses enfans, l'entrevûe d'une
épouse & d'un mari, &c. touche,
émeut, attendrit, & fait couler des

* Premier Vol. seconde Edit. *pag.* 475.

larmes. Tout ce qui affecte l'ame fen-
fiblement est capable d'en faire répandre. Mais il n'est question ici que des
pleurs causés par le chagrin qu'excite
la mort des personnes ausquelles on est
sincérement attaché. Moyse & Aaron
furent pleurés l'espace de trente jours
par le peuple d'Israël. L'Egypte pleura Jacob soixante-dix jours. Abraham
pleura tendrement sur le corps de sa
femme Sara. Ces faits sont conçus en
termes trop vagues, ils ne décident
point la question. L'Evangile nous en
présente un qui n'est susceptible d'aucune équivoque. Jesus-Christ étant
arrivé dans la maison du Chef de Syna-
gogue, dont il ressuscita la fille, y vit une
troupe confuse de gens qui *pleuroient
& qui jettoient de grands cris,* signes de
la douleur & de l'affliction dont ils é-
toient pénétrés. Ces gens ne pensoient
point du tout à rappeller cette fille à la
vie: ils étoient bien persuadés qu'elle

étoit morte sans ressource ; car le Seigneur leur ayant dit qu'elle n'étoit qu'endormie, ils se mocquérent de lui *. Les pleurs ont donc leur principe dans la nature, & ils n'ont jamais pu être regardés comme une cérémonie ou une coutume propre à rappeller d'une mort apparente à la vie.

Ceux qui ont voulu philosopher sur la cause qui fait verser des pleurs, ont été partagés d'opinions : mais les décisions de l'esprit sont insuffisantes & suspectes dans les matieres qui sont du ressort du sentiment. *Cicéron* dit qu'on pleuroit les morts uniquement par la considération du malheur qu'ils avoient d'être privés des biens & des commodités de cette vie **.

** *Vidit tumultum & flentes & ejulantes multum... quid turbamini & ploratis? Puella non est mortua, sed dormit, & irridebant eum.* Marc. Cap. V.

** Cicer. *Tuscul. quæst.* Lib. I. *de contemnendâ morte.* n. 30.

Selon lui les pleurs étoient le témoignage d'une amitié tout à fait relative
à l'objet aimé. Ce motif est trop dé-
sinterressé pour que nous l'admet-
tions. On nous apprend en morale
que nous n'avons aucune affection
pure, & dont nous ne nous retrou-
vions le principal objet. *Omnis amor*
noster oritur ex amore nostri.

Pierre de Blois a prétendu avec
bien plus de raison que les pleurs
font une consolation pour les malheureux, & qu'ils diminuent beaucoup la vivacité de la douleur. Elle
est, dit-il, une espéce de feu, qui brûle
d'autant plus qu'il est mieux couvert *. Effectivement le chagrin concentré met dans une situation acca-
blante. L'abondance des larmes produit un soulagement réel : *afflictis*
hominibus suaves sunt lacrymæ. Elles

* *Dolor speciem ignis gerit , qui dum plus*
tegitur , plus ignescit. Petr. Blesensis.

relâchent, en quelque sorte, les ressorts de l'ame trop tendus par l'affliction *.

Toutes ces autorités fondées solidement sur la nature même, ne peuvent être détruites par une opinion particuliere. Quintilien a eu un sentiment différent sur ce sujet. » Par » quelles raisons croyez-vous, dit ce » Rhéteur, que les funérailles se font » si tard ? Pourquoi troublons-nous » le repos des pompes funèbres par » tant de gémissémens, de pleurs, de » hurlemens ? Si ce n'est qu'on a sou- » vent vu revenir à la vie ceux à qui » l'on étoit prêt de rendre les der- » niers devoirs ». Ce passage rapporté par M. Winslow, d'après Lancisi, sert admirablement à M. Bruhier ; il dit que cette Coutume étoit aussi avantageuse que raisonnable. Pourquoi donc la XXXIV. Loi des XII. Tables

* Expletur Lacrymis egeriturque dolor. *Ovid. Trist.* Lib. IV. Eleg. III.

l'avoit-elle proscrite ? Elle défendoit
aux femmes de *se déchirer le visage,
& de faire des lamentations aux funérailles* *. La fureur de se meurtrir
& de se déchirer le visage pouvoit-
elle être profitable aux défunts ? Les
lamentations & cette coutume, dé-
fendues par la même loi, avoient le
même principe : & il ne paroît pas
qu'on puisse raisonnablement y reconnoître le dessein de rappeller un
homme d'une mort apparente à la vie.
Cette coutume marquoit la violence
& l'excès de la douleur. Cela suffit
pour détruire pleinement l'opinion
de Quintilien. Les Arabes, les Mau-
res, & tous les habitans des côtes
d'Afrique, vont à des jours reglés
pousser des cris & des hurlemens
affreux sur le tombeau de leurs parens. Mettra-t'on aussi cette pratique

* Mulieres genas ne radunto, neve lessum,
funeris ergo, habento.

au nombre de celles qui honorent la vigilance & l'attention des Peuples.

LA CONCLAMATION, c'est-à-dire, la coutume d'appeller quelqu'un à haute voix par son nom, n'a point été, quoi qu'en dise M. Bruhier, une épreuve pour constater la mort. Il rapporte d'après Lanzoni, Médecin Ferrarois, que lorsqu'une personne » se mouroit chez les Romains, ses » proches parens l'embrassoient, lui » fermoient les yeux & la bouche, » & que quand on le voyoit prêt à » expirer, ils recueilloient ses der- » nieres paroles & ses derniers sou- » pirs; puis on l'appelloit par trois » fois par son nom à grands cris, & » on lui disoit un éternel adieu. Cette » cérémonie d'appeller le *mourant* par » son nom s'appelloit conclamation. Vous voyez, Monsieur, que cette cérémonie n'a aucun trait à la ques- tion. Il ne s'agit pas des mourans, mais de ceux qui étoient sans aucune apparence de vie. Cette coutume pourroit néanmoins avoir été pratiquée à l'égard des morts. La superstition n'a que trop souvent joui du droit d'autoriser ce qu'il y a de plus déraisonnable. Entre les différentes espéces de magie que Moyse défend, l'évocation des morts est expressément marquée, *nec sit qui quærat à mortuis veritatem.* *

M. Bruhier établit différentes sortes de conclamations ; c'est-à-dire, suivant le sens qu'il a donné à ce terme, diverses pratiques pour s'assurer de la mort **. Telles sont entr'autres celles qui se faisoient au son des instrumens. On sonnoit en

* Histoire de l'Academie des Inscriptions & Belles-Lettres, Tome VII. page 30. Extrait du Memoire de M. Bonamy, qui a pour titre *du Rapport de la Magie avec la Théologie payenne.*

** Les Romains, suivant M. Bruhier, conclamoient dans leurs maisons ceux qui étoient morts dans les pays étrangers. Cette conclamation n'étoit-elle pas bien utile ?

effet

effet du cor & de la trompette aux funérailles des anciens. Les Auteurs ont différemment expliqué les motifs de cet usage. Suivant Bartholin & Lanzoni, il avoit été établi pour modérer la douleur des survivans. C'étoit aussi le sentiment de *Sextus Empiricus* *. Quelques-uns ont attribué l'origine de cette coutume aux idées superstitieuses des anciens, qui croyoient que l'ame qui voltigeoit autour du corps étoit sensible à l'harmonie. D'autres ont pensé que les instrumens servoient à la magnificence du convoi. *Tubæ admixtæ ad dignitatem.* Guth. Cap. 23. Enfin il y a des Auteurs qui croyent que le son des instrumens tenoit le même lieu dans les cérémonies funébres des anciens, que

* *Ut hominum mortuos lugentium, animi languentes, ejusmodi sono excitati minùs sentirent dolorem.* Lanz. de luctu mortuali. *Lugentibus canunt tibia, quæ eis luctum levant.* Sext. Empiric.

K.

le son des cloches dans les nôtres.
Mais personne n'avoit pensé à l'usage
que M. Bruhier a imaginé.

Je me hâte, Monsieur, de vous entretenir des signes de la mort. Je ne me
suis arrêté à ces discussions préliminai-
res qu'afin de prévenir les objections
que vous n'auriez pas manqué de me
faire d'après l'ouvrage de M. Bruhier.
Il a avancé avec confiance beaucoup de choses que j'avois adoptées,
ainsi que vous, avant de m'être im-
posé la tâche de les vérifier. Je suis
avec, &c.

QUATRIÉME LETTRE.

L'AMOUR de l'humanité, Monsieur, vous fait regarder avec une sorte de respect les mains qui fouillent dans le sein des morts pour y découvrir le salut des vivans. Vous admirez ceux qui ont le courage de chercher dans l'horreur des cadavres les secrets de la nature, & qui employent leurs mains à sauver les hommes par le secours de ces découvertes.

Quelque utiles, quelque importans que soient les travaux de l'Anatomie, ils ne peuvent nous éclairer que foiblement sur la connoissance des signes de la mort. Cette connoissance peut n'avoir pas été l'objet des recherches de ceux qui ont acquis les idées les plus exactes de la structure, des attaches, de la situation & des

rapports des parties du corps humain.
C'est l'examen de l'homme vivant
qui doit nous fournir les principales
lumiéres dont nous avons besoin sur
une matiére aussi intéressante. Le
corps humain est une machine mou-
vante ; c'est à l'observation de ses
divers mouvemens, & des fonctions
qui en résultent que nous devons
avoir recours.

La nature des différentes fonctions
qui s'exercent dans le corps de l'homme les rend plus ou moins importantes. Il y en a qui établissent un com-
merce réciproque entre le corps &
l'ame : Telles sont la faculté d'appercevoir les impressions que les objets
extérieurs font sur nos sens ; & le
pouvoir que nous avons d'agir & de
faire divers mouvemens que la vo-
lonté dirige. Ces fonctions sont nom-
mées animales : leur exercice n'est
pas continuel ; elles ne sont point

nécessaires à la vie; on peut en être
privé & jouir d'ailleurs d'une bonne
santé; les Paralytiques en fournissent
l'exemple : Ce ne sera donc pas par
l'abolition de ces fonctions, qu'on
pourra juger si un homme est vivant
ou s'il est mort.

Les fonctions que l'on appelle naturelles sont plus importantes à l'œco-
mie animale. Celles-ci servent à entretenir le bon état du corps. La digestion, la génération, la séparation
de quelques liqueurs dont le séjour
dans la masse de nos humeurs seroit nuisible, &c. sont de ce genre.
Vous sentez, Monsieur, que l'exercice de ces fonctions n'étant pas immédiatement nécessaire à la vie; elles
ne peuvent être l'objet de l'examen
capable de fixer nos connoissances
sur les signes de la mort. Les causes
qui entretiennent la vie agissent continuellement : elles ne peuvent souf-

frir la moindre interruption. Les fonctions naturelles, même les plus essentielles, peuvent être absolument suspendues. L'estomach n'est pas toujours occupé à la digestion des alimens. Il y a même des fonctions naturelles qui peuvent être entiérement abolies sans que la machine en souffre à certains égards. Combien d'hommes doivent, peut-être, la santé dont ils jouissent, au malheur qu'ils ont d'être déchus de l'humanité, & séparés pour ainsi dire d'eux-mêmes, par la perte des organes qui servent à renouveller continuellement le monde depuis tant de siécles ?

L'exercice de toutes ces fonctions en suppose d'un ordre supérieur, & sans lesquelles le corps cesseroit d'être une machine animée : c'est le mouvement progressif & circulaire des liqueurs *. Dès que ce mouvement

* On parle ici de la cause immédiate de la

cesse tout-à-fait dans un corps , il
perd la vie. Le mouvement du cœur
est donc le principe de la vie ; il est le
lien fragile de l'ame & du corps ; c'est
ce mouvement qui entretient le feu
qui anime toutes nos parties. Le
cœur , suivant le langage des anciens ,
est le premier vivant & le dernier
mourant : *primum vivens , ultimum
moriens.* Son mouvement , si merveil-
leux dans un corps vivant , se trouve
encore avec surprise dans un corps
mort. Le cœur est la derniére partie
qui perd son activité. Séparé de
toutes les autres , il est encore susceptible d'être agité par des mouvemens alternatifs. Après la mort même , le sentiment n'est pas éteint
dans cet organe , puisqu'on le rani-

vie. L'action du cerveau est aussi une fonction
vitale , puisque sans cette action , le cœur ne
pourroit en avoir. Mais il n'est pas de notre
sujet de discuter ici quel est précisément le premier mobile de l'économie animale.

me par l'irritation qu'on y cause en
le piquant avec une aiguille. Il survit aux autres parties ; & l'on pourroit presque dire qu'il se survit à lui-
même.

La sincope & la léthargie sont les
images de la mort. Dans ces accidens le cœur ne cesse pas de se mouvoir. Il est vrai que ses mouvemens
peuvent être si foibles & si languis-
sans, qu'ils ne se manifestent point
aux sens de ceux qui cherchent à
les découvrir. Alors ils suffisent à
peine, mais ils suffisent néanmoins,
pour empêcher le repos parfait dont
la mort seroit un effet nécessaire &
concomitant. *Hippocrate* en parlant
du cœur & des vaisseaux du corps,
dit... Ce sont les sources de la nature, ce sont les ruisseaux qui arro-
sent tout le corps, c'est d'eux aussi que l'homme tient la vie , &
l'homme meurt aussi-tôt qu'ils sont
desséchés.

desséchés *. Le mouvement du cœur est donc la cause de la vie. C'est le mouvement progressif & circulaire des liqueurs, causé par l'action du cœur & des artéres, & par le ressort des fibres, qui, au moyen des sécrétions & des excrétions conserve tout le corps dans son intégrité, le préserve de la corruption, & en regle toutes les fonctions. Tant que le cœur aura du mouvement, le corps sera en vie, cela est incontestable : Aussi la premiere recherche que l'on fait pour s'assurer de la mort d'un homme, c'est de lui tâter le poulx.

Quoiqu'on ne sente pas le mouvement des artéres, & que la main portée sur la région du cœur ne puisse en reconnoître les pulsations, ce

* *Hi sunt humanæ naturæ fontes, hincque flumina excurrunt quibus Corporis alveus irrigatur, atque hæc vitam homini conferunt, & si exsiccata fuerint, homo perit.* Hippocr. Lib. de Corde, Sect. III.

L

n'est pas un signe que le principe vital soit entiérement éteint. Dans un grand nombre de cas l'action du cœur peut devenir si foible, que le sang ne pourra être poussé dans les vaisseaux de la circonférence du corps : alors les fibres se resserrent par leur élasticité, & le diamétre des vaisseaux diminue. De-là le froid & la paleur des extrémités. Le sang est pour ainsi dire concentré dans les parties intérieures, où un reste de chaleur entretenue par les frémissemens du cœur, empêche l'immobilité parfaite des liqueurs. Si les vibrations du cœur ne se réveillent point, s'il n'acquiére pas un mouvement nécessaire pour surmonter la résistance du poids du sang ; il sera bientôt opprimé par cette force rénitente ; & dès qu'il cessera d'agir, la machine cessera d'être animée. Mais comme le cœur peut rester assez de tems dans un

état languissant , & avec des mouvemens imperceptibles ; il ne faudra pas
conclure qu'une personne est morte,
parce que toutes les recherches pour
s'assurer de l'état des organes qui servent à la circulation du sang , auront
été infructueuses.

L'examen de la respiration ne four-
nira pas des ressources plus certaines
dans un cas pareil , pour juger de la
mort d'un homme. Le miroir qu'on
approche du nés & de la bouche est
l'épreuve la plus ordinaire , & en même-tems la plus fautive , pour découvrir si la respiration subsiste encore. Un mort qui est encore chaud
transpire ; les vapeurs qui sortiront de
sa bouche pourront ternir une glace ;
& un homme , quoique vivant , peut
se trouver dans un état où cette éva-
poration ne se fera pas. La respiration n'est qu'une fonction auxiliaire
à la circulation du sang : ainsi quand

la circulation est comme suspendue ;
& que la machine n'est plus animée
que par de légers frémissemens du
cœur, les organes de la respiration
sont sans action ; où s'ils en ont, elle
doit être imperceptible, puisque leurs
fonctions sont relatives à celles du
cœur, qui dans ce cas sont languissantes & presque anéanties. La flamme d'une bougie, un duvet très-délié
qu'on approche de la bouche ou du
nez, le verre plein d'eau qu'on place
sur la poitrine pour voir si l'on n'appercevra point quelque mouvement
dans l'eau, sont donc des épreuves
qui ne peuvent donner aucune marque certaine de la mort.

Il reste à examiner si les irritations
extérieures & les Epreuves Chirurgiques sont plus efficaces que les
moyens dont on a parlé. L'on conseille d'irriter les narines en y faisant
entrer des sels & des liqueurs péné-

trantes, ou les barbes d'une plume ;
de frapper les organes du tact avec
les fouets & les orties ; & si ces
moyens ne réussissent pas, de piquer
profondément le dedans des mains
ou la plante des pieds, & de scarifier
les épaules, les bras, ou autres parties. Ces épreuves ont réussi quelquefois à découvrir que les apparences de la mort étoient fausses. Lancisi
rapporte que des manœuvres, que
les remédes les plus violens n'avoient
pu réveiller d'un assoupissement lé-
thargique, ont donné des signes de
vie en approchant de la plante de
leurs pieds des fers rouges. C'est une
pratique vulgaire en plusieurs pays,
de cacheter le nombril des morts
avec de la cire d'Espagne. Ce sont
ordinairement les femmes qui sont
chargées de ce soin. Elles ne rendent
aucune raison de cette coutume. Il
est probable que ceux d'après qui elle

L iij

s'est établie, avoient en vue de s'affurer si les sujets étoient réellement
morts.

Ces moyens, quelqu'efficaces qu'ils
paroiffent, font infuffifans. Selon M.
Winflow les Epreuves Chirurgiques
ne font pas des fignes plus certains
de la mort, que ceux qui réfultent
des autres épreuves dont l'incertitude eft généralement reconnue. Pour
prouver cette vérité, ce célébre Ana-
tomifte rapporte une obfervation qui
a été communiquée à l'Académie
Royale des Sciences. Un foldat attaqué d'une paralyfie au bras gauche
étoit privé du fentiment, mais ce bras
avoit confervé fa force & tous fes
mouvemens. L'infenfibilité étoit telle,
que ce Soldat leva avec fa main gauche le couvercle d'un poële de fer
prefque rouge par la violence du feu
qui y étoit allumé, & le pofa tran-
quillement par terre. Les tégumens,

les tendons fléchiſſeurs des doigts &
leurs guaines furent brûlés. La gangréne qui ſurvint à la playe ayant
obligé de faire pluſieurs inciſions,
le Malade ne donna aucun ſigne de
douleur. M. l'Abbé Desfontaines
avoit nié mal à propos la poſſibilité
de ce fait. M. Bruhier s'eſt cru obligé
de rapporter deux obſervations d'une
ſemblable paralyſie avec perte du ſentiment, pour convaincre que le fait
dont M. Winſlow a fait uſage *ne ſort
point du cours ordinaire de la nature**.
Pour juger de l'inſuffiſance des Epreuves Chirurgiques, il n'étoit pas néceſſaire de ſuppoſer la circonſtance
particuliére & primitive d'une paralyſie des nerfs qui ſervent au ſentiment. Cette paralyſie eſt aſſez rare,
& les cas cités ne forment qu'une
très-legére exception à une regle fort

---

* Page 439. premiére édition du premier
Volume.

L iv

générale: *rara non sunt artis.* Toutes
les observations des Femmes hystéri-
ques, des noyés & autres qu'on a
rappellés d'une mort apparente à la
vie par différens moyens quoiqu'ils
parussent insensibles, prouvoient suffisamment l'inutilité des Epreuves Chirurgiques. Elles sont bien moins certaines que les autres épreuves, puisque de leur inefficacité on ne peut
pas même conclure absolument l'in-
sensibilité des sujets ; car ils pourroient être sensibles aux douleurs
que ces épreuves occasionnent, &
être hors d'état de le témoigner par
aucun signe.

On a vu des personnes qui étoient
insensibles à toutes les irritations faites sur l'organe du tact, & que l'on
a réveillés d'un assoupissement léthar-
gique en leur approchant des yeux une
lumiére fort vive : d'autres ont donné
des marques de vie en entendant pro-

noncer le nom d'un personne qu'elles aimoient, quoique des sons plus forts n'eussent fait auparavant aucune impression sur l'organe de l'ouie. Il est donc évident que des moyens très-doux peuvent être préférables, à des épreuves violentes. M. le Dran m'a dit que feu M. Chevalier, Chirurgien de Paris, fut attaqué d'une affection soporeuse dans laquelle il ne donnoit aucun signe de sensibilité. On l'avoit agité & secoué fort rudement en toutes maniéres sans succès. On l'avoit appellé en vain par son nom à voix fort haute : quelqu'un qui le connoissoit pour un grand Joueur de piquet, s'avisa de prononcer assez vivement ces mots. ... *Quinte*, *quatorze & le point*. Le Malade en fut tellement frappé, que dès cet instant il sortit de sa léthargie.

La Chirurgie ne doit point être comptable de l'abus qu'on a fait de ses opérations dans la vue de constater la mort. Les incisions sont des épreuves cruelles, puisqu'elles sont incertaines. On a cependant tort d'avoir rejetté toute Epreuve Chirurgique. L'application d'un vésicatoire méritoit une exception. Si ce reméde appliqué suivant les régles de l'art excite des vessies, c'est un signe certain de vie: car il n'agit point sur des parties mortes; & il est fort douteux que la personne soit vivante si le vésicatoire n'agit point. C'est une expérience que Prévot, Médecin de Padoue, regardoit comme la plus certaine de toutes celles qu'on pouvoit faire en pareil cas *.

---

* D. *Prævotius Patavinus, nullum remedium efficacius observavit quàm vesicantia coxis applicata. Ubi vesicas excitant spes est clara de vitâ : si frustrà applicentur, res est desperata.* Manget. Bib. Med. pract. Tom. IV. de Suffoc. uter. pag. 603.

On pourroit appliquer une pierre à cautére, dont l'action est plus forte & plus prompte.

Toutes ces expériences ne donnent point de preuves décisives. On ne peut pas douter que la vie ne puisse paroître comme suspendue, quoique toutes les parties conservent les dispositions nécessaires pour reprendre leur jeu. *Silvius* dit qu'il a vu des femmes dans des suffocations de matrice comme mortes pendant trois jours ; qu'elles étoient sans sentiment, sans respiration, sans chaleur & sans aucun signe de vie. C'est d'après de semblables exemples qu'on a assuré que les signes de la mort étoient incertains. Quel triomphe cet aveu n'apprête-t-il pas à ceux qui ne croyent point à la Médecine ? On regarde la putréfaction des sujets comme le seul signe infaillible de la mort ; & on assure qu'il y a de l'inhumanité à enterrer avant la manifestation de ce signe. Je vous ferai connoître le danger de ce précepte après vous

avoir démontré qu'il y a des signes
certains par lesquels on peut juger
de la mort. Je ne vous parlerai,
Monsieur, que d'après l'expérience;
c'est le seul guide auquel nous puis-
sions nous fier dans une matiére aussi
délicate. Nous ne devons nous ap-
puyer que sur des inductions déduites
d'un grand nombre de faits. Ce que
je dirai sur la certitude des signes de
la mort me paroît d'autant plus solide, que je trouve dans les faits mêmes rapportés par les Auteurs qui
sont du sentiment opposé, des raisons décisives en faveur du mien.
Ce concours d'expériences & d'observations forme un corps de preuves à l'évidence desquelles je n'ai pu
me refuser.

Des recherches faites avec toute
l'exactitude dont j'ai été capable, &
que j'ai suivies pendant plusieurs
années sans interruption, m'ont fait

voir, sur plus de cinq cens sujets,
qu'à l'instant de la mort, c'est-à-dire,
au moment de la cessation absolue
des mouvemens qui animent la machine du corps humain, les articulations commencent à devenir roides,
même avant la diminution de la chaleur naturelle : il résulte de cette remarque que la flexibilité des membres est un des principaux signes par
lesquels on peut juger qu'une personne n'est pas morte, quoiqu'elle ne
donne d'ailleurs aucun signe de vie.
Cela est prouvé particuliérement par
les observations suivantes.

Une femme de soixante-un ans,
qui jouissoit d'une parfaite santé, se
jetta le 8. Juin 1747. à quatre heures après midi dans le puits de la
basse-cour de l'Hôpital de la Salpétriére. On l'en retira en ma présence
une demie heure après; on la croyoit
morte. Les réflexions que j'avois

faites fur le Livre de M. Bruhier,
m'en firent juger autrement. Je don-
nai à cette femme des fecours de différente nature. Je les lui continuai pendant plufieurs heures avec attention :
mais comme ils ne produifoient aucun
effet, tout le monde étoit perfuadé
qu'elle s'étoit noyée dans le puits ou
tuée en y tombant. Les perfonnes que
mes foins affujettiffoient au fervice de
cette femme commençoient à fe
plaindre de mon zéle, en difant qu'un
homme de mon état ne prouvoit
pas fon habileté lorfqu'il ne pouvoit
décider fi une perfonne étoit morte
ou vivante. Je ne fentois ni le mouvement du cœur, ni celui des artéres ;
& il n'y avoit aucun figne de refpiration. Enfin à onze heures du foir,
environ fept heures après l'accident,
le vifage de cette femme changea de
couleur ; il devint tout à coup fort
pâle, & fe flétrit comme on l'obferve

dans toutes les personnes à l'instant qu'elles meurent de mort naturelle. Il parut de l'écume autour de la bouche & des narines ; & peu de tems après les membres devinrent roides, & toutes les articulations contracterent l'inflexibilité que l'on peut regarder comme un signe de la mort.

Cette roideur n'a pu, dans le cas dont il s'agit, être rapportée au refroidissement du sujet : car la personne n'étoit point roide au sortir du puits, quoiqu'elle fut froide : Et par le soin que j'eus de faire entretenir des briques chaudes dans le lit, & de faire renouveller des serviettes chaudes sur le corps, il avoit plus de chaleur à l'instant que les extrémités devinrent roides, qu'il n'en avoit eu jusqu'alors.

Je m'étois souvent apperçu, dans les Hôpitaux militaires des Villes & des Armées, de la difficulté que les

Infirmiers avoient à ôter la chemise
des cadavres qu'ils vouloient coudre
dans le drap mortuaire. Cet obstacle
venoit de la roideur des membres :
je pensois qu'elle étoit occasionnée
par la diminution de la chaleur &
par la coagulation des sucs. Je ne
voyois alors que les sujets qu'on
avoit déposés dans un lieu commun , & qu'on ne venoit ensevelir
que quelques heures avant celle de
l'inhumation. Ce n'est que depuis la
lecture du Livre de M. Bruhier que
j'ai voulu assister au lit de la mort,
& être présent au moment fatal où
le corps cesse d'être animé. J'ai été
dans le cas d'observer à l'Hôpital de
la Salpétriere , que la roideur des
membres, dont il s'agit , n'est point
l'effet de la diminution de la chaleur : car les Sœurs & Filles de servi-
ces ont un cérémonial particulier
qu'on ne suit point dans les Hopitaux
des

des Troupes du Roi. Elles sont dans l'usage de revêtir les morts d'une chemise blanche avant que de les envelir, & elles leur entrelassent les doigts sur la poitrine comme s'ils prioient à mains jointes. Pour faire aisément toutes ces choses, on ne perd point de tems; & dès qu'on juge qu'une personne est morte, on travaille à ces arrangemens. L'expérience a appris aux personnes qui en sont chargées, que le moindre délai leur donneroit beaucoup de peines, parce que les cadavres deviendroient roides, quoiqu'ils conservent souvent une chaleur plus qu'ordinaire pendant plusieurs heures *.

* *Joh. Chrift. Formannus* assurant qu'un enfant étoit réellement mort, quoiqu'on l'eut vu suer trois jours après avoir été réputé tel, rapporte en preuve la roideur des membres & la difficulté que l'on eut de mettre une chemise à cet enfant. … *Mortuus erat infans, adeoque omnis in eo calor vitalis abfuit: id quod etiam partium rigor, & ob hunc induendi industriam difficultas prodidit. Inter notas autem finitæ*

M

Il est démontré par beaucoup de faits que l'attention qu'on a donnée à la fléxibilité des membres, a sauvé la vie à plusieurs personnes. M. Winslow dans sa Thèse sur l'incertitude des Epreuves Chirurgiques, rapporte une observation qu'il a tirée des Ephémerides d'Allemagne ; adoptée par un homme aussi judicieux, elle donnera un grand poids à ce que je propose pour établir la certitude des signes de la mort.

» Un Médecin s'étant apperçu » qu'un homme qu'on croyoit mort » avoit encore les *membres fléxibles*; » quoiqu'on ne sentît point de pouls, » que l'immobilité du coton approché » de la bouche déposât contre l'exis- » tence de la respiration, & que les

vita etiam membrorum rigiditatem referri testatur Paulus Zacchias, quæst. Med. Legal. Lib. IV.

Vide *Bibl. Med. pract.* Manget. *artic. de Sudore.*

» lavemens les plus acres fussent sans
» effet, fit frotter fortement pendant
» trois quarts d'heure la plante des
» pieds de cet homme avec une toile
» de crin, pénétrée d'une saumure
» très-forte, & par ce moyen le rap-
» pella à la vie *. »

On lit dans Pechlin, *Cap. VI. de
aëris & alimenti defectu*, qu'une petite
fille de huit ans qui s'étoit sauvée de
chez ses parens, fut trouvée dans un
bois au bout de sept jours sans mouvement ni sentiment, & sans la moindre apparence de respiration. On l'auroit traitée en morte, si la fléxibilité
des membres n'eut engagé à lui donner des secours qui la rappellerent
d'une mort apparente à la vie **.

Il seroit superflu de donner ici tou-

* Eph. Acad. Natur. Curiof. Dec. 1. anno
8. *pag.* 159.
** *Artus omnes adhuc molles flexilesque.*
V. Bibl. Med. pract. Manget. Tom. I. de Ca-
to, *pag.* 446.

M ij

tes les observations capables de confirmer ce que j'ai avancé. Je ne rap-
porterai plus à ce sujet que le fait suivant. Je le tire du Journal des Sçavans, Janvier 1749. où M. Bruhier
l'a inséré. *

M. Rigaudeaux Chirurgien Aide-
Major des Hôpitaux du Roi, & Chirurgien juré Accoucheur à Douay,
fut appellé le 8. Septembre 1745.
pour accoucher la femme de François
Dumont, du Village de Lowarde à
une lieuë de Douay. On étoit venu
le chercher à cinq heures du matin ;
mais il n'avoit pu y arriver qu'à huit
& demie. On lui dit en entrant dans
la maison que la Malade étoit morte
depuis deux heures, & que malheureusement on n'avoit pu trouver de
Chirurgien pour lui faire l'Opération
Césarienne. Il s'informa des accidens

* On le lit aussi à la page 537. de la seconde édition du premier Volume de M. Bruhier.

qui avoient pu causer une mort si prompte, & on lui répondit que la morte avoit commencé à sentir des douleurs pour accoucher la veille, vers les quatre heures du soir ; que la nuit elles avoient été si violentes, qu'elle en avoit tombée plus de dix fois en foiblesse ou en convulsions ; & que le matin, étant sans force & sans autre secours que celui de la Sage-femme, qui ne sçavoit pas grand chose, il étoit survenu vers les six heures une nouvelle convulsion avec écume à la bouche qui avoit été suivie de la mort.

M. Rigaudeaux demanda à voir la morte, elle étoit déja ensevelie. Il fit ôter le suaire pour examiner le visage & le ventre. Il tata le poulx au bras, sur le cœur, & au-dessus des clavicules, sans appercevoir aucun mouvement dans les artéres. Il présenta le miroir à la bouche, & la glace ne fut point ternie : il y avoit beaucoup d'écume à la bouche, & le ventre étoit prodigieusement gonflé.

Il ne sçait par quel pressentiment il s'avisa de porter la main dans la matrice dont il trouva l'orifice fort dilaté, & où il sentit les eaux formées. Il déchira les membranes & sentit la tête de l'enfant qui étoit bien tourné. L'ayant repoussée pour avoir la liberté d'introduire sa main toute entiére, il mit le doigt dans la bouche de l'enfant qui ne donna aucun signe de vie. Ayant remarqué que l'orifice de la matrice étoit suffisamment ouvert, il retourna l'enfant, le tira par les pieds avec assez de facilité, & le mit entre les mains des femmes qui étoient présentes ; quoiqu'il lui parut mort, il ne laissa pas de les exhorter à lui donner des soins, soit en le rechauffant, soit en lui jettant du vin chaud sur

le visage, & même sur tout le corps.
Elles s'y prêterent d'autant plus volontiers, que l'enfant leur parut beau.
Mais fatiguées d'un travail de trois
heures, entiérement inutile en apparence, elles se mirent en devoir de
l'ensevelir. Comme elles y proce-
doient, l'une d'elles s'écria qu'elle
lui avoit vu ouvrir la bouche : il n'en
fallut pas davantage pour ranimer
leur zéle. Le vin, le vinaigre, l'eau
de la Reine de Hongrie, furent employés, & l'enfant donna sensible-
ment des signes de vie. On fut sur
le champ en avertir M. Rigaudeaux
qui étoit allé dîner chez le Curé du
Village. Il vint tout de suite, & con-
nut par lui-même la vérité du rapport. En moins d'un quart d'heure
après son arrivée, l'enfant pleura
avec autant de force que s'il étoit né
heureusement.

M. Rigaudeaux voulut voir la

mere une seconde fois ; on l'avoit
encore enfevelie , & même bouchée.
Il fit enlever tout l'appareil funébre ,
examina la femme avec toute fon
attention , & la jugea morte comme
après le premier examen. Il fut cependant furpris que quoiqu'elle fut morte depuis près de fept heures , *les bras
& les jambes fuffent reflés fléxibles :*
il avoit de l'efprit volatil de fel ar-
moniac , il en fit ufage , mais inutilement. En conféquence il repartit
pour Douay , après avoir recommandé aux femmes préfentes de ne point
enfevelir la morte , que les bras & les
jambes n'euffent perdu leur *fléxibilité* ; de lui frapper de tems en tems
dans les mains , de lui frotter le nez ,
les yeux & le vifage avec du vinaigre , & de l'eau de la Reine de Hongrie , & de la laiffer dans fon lit. Il
partit de Lowarde à une heure après
midi.

A

A cinq heures du soir, le beau-
frere de la femme vint lui dire que la
morte étoit ressuscitée à trois heures
& demie. Nous laissons à penser au
Lecteur ; dit M. Bruhier, s'il fut
étonné, & si ce fut avec raison. L'enfant & la mere reprirent si bien des
forces, qu'ils sont tous deux pleins de
vie (le 10 Août 1748.) & l'on di-
roit même que tous deux se portent
fort bien, si la mere n'étoit restée
paralitique, sourde & presque muet-
te : au reste c'est en être quitte à fort
bon marché.

Après ce récit, M. Bruhier ajoute
la réflexion qui suit, en parlant de lui,
à la troisiéme personne... » Cette
» observation suffiroit seule pour
» confirmer la doctrine que M. Bru-
» hier a établie dans sa Dissertation
» sur l'incertitude des signes de la
» mort. On doit en conclure qu'une
» suspension totale du mouvement

N

» (M. Bruhier a voulu dire un mou-
» vement imperceptible) du cœur &
» de la respiration, n'est point un
» signe caractéristique de la mort ;
» que loin que les apparences les
» plus plausibles de cet état doivent
» empêcher de donner des secours qui
» peuvent rétablir le jeu des organes,
» il y a tout lieu de croire que c'est à
» leur application que nos deux res-
» suscités ont obligation de la vie ;
» qu'il ne faut point abandonner les
» enfans nouveaux nés, par la rai-
» son qu'ils viennent au monde sans
» donner des signes de vie ; qu'il ne
» faut point se rebuter par l'inutilité
» apparente de ces secours pendant
» plusieurs heures consécutives ; en-
» fin que c'est une pratique très-con-
» damnable d'ensevelir promptement
» ceux qui sont réputés morts, &
» encore plus de les tamponner. Mais
» cette observation jointe à toutes

» celles que M. Bruhier a rassemblées,
» donne à ces conséquences un dé-
» gré d'évidence auquel il est impos-
» sible de se refuser, sans faire pro-
» fession du plus affreux pirrhonisme.

Il faut convenir que la plupart de ces réflexions sont fort judicieuses ; mais personne ne trouvera dans cette observation des preuves de l'incertitude des signes de la Mort. La fléxibilité des membres a suffi à M. Rigaudeaux pour ordonner des secours ; ils ont eu le plus heureux succès. Ne seroit-ce pas au contraire faire profession du plus absurde pirrhonisme que de ne pas reconnoître la fléxibilité des membres comme le signe certain que la personne qui fait le sujet de cette observation n'étoit pas morte.

Vous me demanderez, sans doute, si l'on peut décider qu'une personne est morte, lorsqu'elle aura les membres roides & infléxibles ? Cette question , Monsieur , exige quelques distinctions. La roideur & l'infléxibilité des membres seroient capables d'induire en erreur des personnes peu instruites ; *Quædam notæ non bonos sed imperitos decipiunt.* C'est le sentiment de Celse auquel nous souscrivons. Un homme expérimenté n'ignore pas qu'il y a des sincopes convulsives , & qu'un violent accès de vapeurs peut suspendre les fonctions vitales & animales , au point que la personne paroisse morte. L'infléxibilité des membres accompagne communément cet état , parce que cette maladie est convulsive. Ces apparences ne feront point illusion à un homme de l'art : il y a plusieurs signes caractéristiques pour distinguer ces cas. 1°. Dans une mort apparente accompagnée d'une affection convulsive , la roideur des membres sera un accident primitif , & se manifestera

en même-tems que la mort illufoire :
tout au contraire, l'infléxibilité des
membres, figne d'une mort réelle,
fera un fimptôme confécutif de l'apparence de la mort. 2°. Quand un
mufcle eft en convulfion, il eft
dur & inégal comme dans la contraction ; parce que la convulfion
d'un mufcle n'eft elle-même qu'une
contraction contre nature, involon-
taire & permanente. Ainfi, dans un
cas convulfif, fi le fujet a, par exemple, les avants bras fléchis, les mufcles
biceps feront dans un état de dureté
qu'on n'appercevra pas aux mufcles
antagoniftes. Dans le cas de mort
réelle, les mufcles qui fervent aux
actions contraires, font dans le même état, & il n'y a aucune marque
à laquelle on puiffe juger qu'un d'eux
eft dans une action forcée.

Ces diftinctions fuppofent l'examen d'une perfonne éclairée : Et

peut-on avoir recours à quelqu'un
de trop intelligent dans un cas aussi
critique ? Mais comme on n'est pas
toujours à portée des connoisseurs,
le repos & la sûreté publique exigent
que nous cherchions des regles que
tout le monde entende, & dont tout
le monde soit capable de faire usage.
Celle que je vais donner est aisée à
retenir... Si la roideur & l'infléxibilité des membres vient de la convulsion des muscles, on aura toutes les
peines imaginables, & souvent il sera
impossible de forcer un membre à
faire un mouvement opposé à celui
où il est fixé par l'action convulsive
des muscles ; & si l'on en vient à
bout, le membre retournera avec
violence vers le lieu où il étoit. On
observe tout le contraire dans les
cadavres : dès qu'on a forcé l'articu-
lation, le membre est indifférent à
tel ou tel mouvement, & il suit

constamment les regles du mouvement des corps inanimés.

Il y a plusieurs autres signes ac-
cessoires qui serviront à diriger le jugement qu'on doit porter dans ces
occasions, & qui ne tromperont jamais une personne un peu expérimentée. Quand la mort n'est qu'apparente, le visage se soutient, & dans
le cas de mort réelle, il est flétri, & il
prend une couleur pâle, plombée &
comme saffranée.

S'il survient une sincope à la suite
d'une maladie longue & décidée mor-
telle, l'on pourroit se tromper à
l'examen du visage; il est souvent de-
coloré comme l'est celui des morts,
mais alors les membres ne sont point
infléxibles, à moins que la sincope ne
soit convulsive; dans ce cas on aura
recours aux épreuves que je viens
d'indiquer pour distinguer la roideur
convulsive de celle qui ne l'est point.

La mort apparente caufée par le froid, ne peut pas être reconnue par tous ces fignes; la meilleure épreuve, pour s'affurer de cet état, eft de mettre le fujet dans du fumier pour le réchauffer doucement, & de lui adminiftrer tous les fecours propofés par les bons Auteurs en pareil cas. On reconnoîtra bientôt fi l'on peut efpérer quelque fuccès des foins qu'on aura pris.

Les fignes que je viens de déduire, font fondés fur l'obfervation & fur l'expérience. Ils le font même fur l'autorité de ceux qui foutiennent qu'il n'y a aucun figne certain de la mort, puifque je fais ufage des faits qu'ils ont adoptés. Les raifons que j'ai données pourroient néanmoins n'être pas généralement décifives, car la diverfité infinie des circonftances, & la variété prodigieufe des combinaifons de caufes & d'effets qu'on obſerve dans la nature, pourroient, peut-être, empêcher que les membres d'un mort ne contractaſſent l'infléxibilité dont nous avons parlé: j'ai pouſſé mes recherches plus loin, & il m'a paru que l'examen des yeux du ſujet pouvoit fournir les preuves les plus évidentes de la mort.

La cornée tranſparente des morts eſt ordinairement recouverte d'une toile glaireuſe très-fine qui ſe fend en pluſieurs morceaux quand on y touche, & que l'on emporte facilement en eſſuyant la cornée. Elle ternit quelquefois cette membrane au point de faire preſque diſparoître la prunelle. M. Winſlow dans un Mémoire imprimé avec ceux de l'Académie des Sciences, ann. 1721. dit avoir été fort en peine pendant pluſieurs années de la ſource de cette humeur. Elle tranſude des pores de la cornée, comme M. Winſlow l'a fait remarquer à plusieurs habiles Anatomistes & Chirurgiens. M. Verdier est cité comme témoin. On apperçoit quelque apparence de la toile dont il est question aux yeux des Agonisans, ce qui a donné occasion à un langage commun dans tous les pays pour marquer que l'on est sur le point d'expirer : M. Winslow rapporte que dans son pays (en Dannemarck) on dit... Voilà qui est fait, *les yeux sont crevés*. On lit dans le Tome IV. du Recueil des Thèses de Médecine que nous devons aux soins de M. Haller, une question proposée à Leyde en 1746. par M. Camper * sur la cause pour laquelle les yeux des Agonisans se ternissent. Il cite une expression populaire à ce sujet... *Constans est observatio, morientium oculos suum amit-*

* Présentement Professeur de Chirurgie & de Physique en l'Université de Franequer en Hollande.

tere splendorem... Fracti vulgò dicun-
tur. (Belg. De orgen zun gebzoohen).
A Metz les femmes du peuple en
voyant la toile glaireuse se former
sur l'œil des mourans, disent.... Il
n'y a plus d'espérance, *le Larmier*
est rompu.

Ces façons triviales de parler montrent bien que cette observation est
constante, puisqu'elle est à la connoissance des gens du peuple dans des
pays éloignés les uns des autres.

La perte du brillant des yeux & la
formation de la toile glaireuse ne
sont cependant point des signes certains de la mort; car on a remarqué
que les yeux se ternissent dans plusieurs occasions; & j'ai souvent vu
un enduit de matiére glaireuse sur la
cornée dans certaines maladies des
paupiéres. Mais les yeux des morts
deviennent flasques & mous en fort
peu d'heures : il n'y a aucune mala-

die, aucune révolution dans le corps
humain vivant qui soit capable d'opérer un pareil changement. Ce signe
est vraiment caractéristique, & j'ose
le donner pour indubitable. Tant que
le globe de l'œil conserve sa fermeté
naturelle, on ne peut pas prononcer
que la personne est morte, quelles
que soient les autres marques qui
induisent à le penser ; l'affaissement & la mollesse des yeux
dispensera d'attendre la putréfaction. C'est une observation que
j'ai faite pendant plusieurs années
sur un très-grand nombre de sujets,
d'âge & de sexe différens, morts de
maladies différentes, & dans toutes
les saisons de l'année. L'absence de
ce signe a empêché qu'on n'ensevelit,
il y a quelques mois (en Avril 1751.)
le Cocher de S. Exc. M. Durini,
Nonce du Pape, plusieurs heures
avant sa mort.

Cet homme étoit âgé d'environ quarante-cinq ans : il étoit d'un tempérament fort & vigoureux. Depuis quelques jours il se plaignoit d'une douleur à la région de l'estomac qu'il attribuoit à une chute qu'il avoit faite sur cette partie. Un matin, après avoir rempli les exercices de son état, étant à l'Eglise, vers les onze heures, il se trouva mal. On fut obligé de le soutenir en le ramenant chez lui. On essaya de le faire revenir de sa défaillance en lui frottant les tempes les narines & la bouche avec du vinaigre, de l'eau de la Reine de Hongrie, &c. l'on fit inutilement tout ce qu'on a coutume de faire dans des cas semblables. Un Chirurgien qui fut appellé jugea à propos de lui tirer du sang. La foiblesse continuant, on lui fit donner de l'émétique : le reméde opéra fort bien par haut & par bas ; mais le Malade succomba dans cette

opération, & il parut mort aux assistans. On pria M. Moscati * de voir
cet homme sur les six heures du soir :
il y avoit cinq heures qu'il étoit re-
puté mort ; on se disposoit déja à
l'ensevelir. Le corps étoit froid, on
ne sentoit aucun mouvement aux artéres ni à la région du cœur ; les irritations faites, avec le bout d'une plume dans les narines, dans la gorge &
sur le globe de l'œil, ne produisirent
aucun signe de sensibilité. M. Moscati se détermina enfin à cautériser profondément l'extrémité du petit doigt :
cette derniére épreuve fut aussi sans
succès. Cependant l'inspection du visage qui avoit conservé une couleur &
une certaine fraicheur qui n'est pas
naturelle aux morts ; les yeux brillans
& pleins, & la fléxibilité des mem-

* *Docteur en Chirurgie, Chirurgien-Major*
de l'Hôpital, & Professeur en Anatomie & en
Chirurgie à Milan, Associé de l'Académie
Royale de Chirurgie de Paris.

bres porterent M. Moscati à empêcher qu'on ensevelit cet homme,
& il recommanda qu'on le tint bien
couvert, & chaudement dans son
lit. Je l'allai voir le lendemain
matin avec M. Moscati, nous le
trouvâmes roide ; le visage étoit
flétri & décoloré ; les yeux avoient
perdu leur brillant & ils étoient
devenus flasques. Nous ne craignî-
mes point d'assurer alors qu'il n'y
avoit aucun doute sur la réalité de
la mort. Il faut observer que la veille, l'émétique avoit encore opéré
plusieurs heures après les apparences
qui avoient fait illusion aux Assistans.

Tels sont, Monsieur, les signes
sur lesquels je pense qu'on peut
compter : ils sont puisés dans la nature même. Ce sont des connoissances d'usage qui me paroissent avoir
toute la certitude possible.

Je suis très-parfaitement, &c.

CINQUIÉME LETTRE.

L'IMPOSSIBILITÉ de connoître tous les phénoménes de la nature, & la vanité de l'esprit humain qui voudroit franchir les bornes que la nature lui a marquées, ont introduit, Monsieur, dans la Médécine, comme dans toutes les Sciences qui ont un rapport immédiat à la Physique, beaucoup d'hypothèses sujettes à être éternellement contestées. Notre esprit n'est pas aussi vaste que la nature ; il ne peut la suivre dans son cours immense ; mais elle ne se cache pas partout. » Les prin» cipes qu'elle veut bien nous dévoi» ler, doivent être comme autant de » pas qui nous rapprochent des ob» jets que nos foibles yeux nous » représentent dans un trop grand éloignement :

» éloignement : nous devons attendre
» de notre travail de plus grands
» éclaircissemens. » Tous les myſtéres
de la nature ne ſont pas impénétra-
bles : il ne faut que l'obſerver avec
ſoin pour découvrir une infinité de
merveilles qu'elle expoſe à notre cu-
rioſité, ou pour abandonner les fauſ-
ſes idées que nous avions de ſes opérations. La ſource de la plupart de
nos doutes ſe trouve moins ſouvent
dans les difficultés de connoître la
vérité, que dans la négligence des
moyens capables de détruire nos erreurs. La lecture des bons Auteurs
& nos obſervations particuliéres,
nous fourniſſent des faits que nous
devons raſſembler, comparer, ſépa-
rer ou réunir ſuivant les diverſes
circonſtances qu'ils préſentent : ſans
ce travail, qui demande d'être dirigé
par le diſcernement, on ne peut faire
un pas ſûr dans les routes périlleuſes

O

que nous avons à parcourir. La putréfaction n'a été regardée comme
un signe infaillible de la mort, que
faute des recherches par lesquelles il
étoit si facile de dissiper nos doutes
sur un objet si sensible. De même en
consultant les notions expérimenta-
les reçues & adoptées par toutes les
Nations de la terre, on auroit vu les
conséquences fâcheuses qui pouvoient résulter de cette opinion. *La*
putréfaction des morts est capable
d'empoisonner les vivans. Cette remarque est de M. l'Abbé Desfontaines : Ses craintes à ce sujet sont
faciles à justifier ; & de plus, je pense
qu'on peut mettre en question si la
putréfaction est un signe infaillible
de la mort ? Un peu de réflexion &
d'expérience auroit fait voir que l'af-
firmative, vague & indéterminée,
telle enfin que M. Bruhier l'annon-
ce , n'est pas suffisamment prouvée

On ne peut pas dire généralement
que la putréfaction soit un signe tellement certain, qu'il ne puisse induire
en erreur, & exposer des personnes
à être enterrées sous les simples apparences de la mort. Si l'on se con-
tente d'un commencement de putréfaction, les taches livides de la peau
& la mauvaise odeur du sujet déter-
mineront le jugement. Mais les taches livides ne sont point des marques certaines de pourriture ; & l'on
sçait, qu'en maladie surtout, le corps
peut exhaler une odeur très-fœtide :
combien de gens sont insupportables
en santé par l'odeur qui infecte leur
atmosphére particuliére ? La putréfaction parfaite, à laquelle personne
ne se peut méprendre, ne met pas infailliblement à l'abri du danger affreux
de donner la sépulture aux vivans. Ne
voyons-nous pas tous les jours des
personnes survivre à la perte de leurs
O ij

membres dont la pourriture s'étoit
emparé ? La pourriture ne peut-elle
pas attaquer de même un sujet dans
l'état équivoque que M. Bruhier suppose ; c'est-à-dire, dans la situation
où il pense, que sans avoir perdu la
vie, elle ne se manifeste néanmoins
par aucune marque extérieure ? Ainsi
dire vaguement qu'il faut attendre la
putréfaction, c'est donner un précepte fort dangereux, pour les sujets
mêmes en qui la putréfaction se manifestera.

M. Bruhier, pour donner la putréfaction comme un signe infaillible
de la mort, auroit dû distinguer la
pourriture qui attaque un corps vivant, de celle qui s'empare d'un
mort : car chacune a des caractéres
distinctifs qui lui sont propres. Jamais la gangréne séche n'a eu lieu
sur un corps mort ; parce qu'il n'y
a dans un mort ni la chaleur, ni

l'action des vaisseaux par laquelle
les sucs se durcissent & deviennent
avec les solides une masse homogéne
qui forme la croûte solide que nous
appellons Escarre. La putréfaction
qui attaque les morts est toujours
une gangréne humide, c'est une espéce de dissolution. Mais cette gangréne est bien différente de celle qui
attaque les parties d'un corps vivant.
Dans ce cas-ci, on voit une tumé-
faction, une tension & une rougeur
inflammatoire qui sépare le mort du
vif. La surpeau se détache de la peau,
& produit des vésicules remplies de
sérosité. Dans les morts au contraire,
il n'y a ni tension ni rougeur ; l'épi-
derme se ride, la peau est d'abord
pâle, elle devient d'une couleur blanche, grisâtre ; elle prend après des
nuances plus foncées ; elle devient
d'un bleu qui tire sur le verd, & ensuite d'un bleu noirâtre qu'on apper-

çoit à travers la peau, qui prend
enfin elle-même cette derniére couleur. Ces obſervations ſont faites
d'après la nature même ; & ſi l'on
croyoit devoir attendre la putréfaction des ſujets, il faudroit bien diſtinguer ces ſignes : car la vie d'un
homme étant d'un prix ineſtima-
ble , on ne doit rien négliger de
ce qui peut prévenir le danger de
donner la ſépulture à un homme
vivant. Quand dans la révolution de
pluſieurs ſiécles, il n'y auroit qu'une
perſonne, qui par le défaut de ces
connoiſſances , put devenir la victime
du ſentiment que nous réfutons , cela ſuffiroit pour juſtifier les diſtinc-
tions caractériſtiques que nous avons
indiquées.

Paſſons , Monſieur , à l'examen
des inconvéniens inſéparablement
attachés à la conſervation des morts.
Je me trouve embarraſſé du choix des

preuves qui en montrent le danger.
Les coutumes des anciens, les loix
de police qu'ils ont faites, le sentiment des personnes les plus éclairées, se réunissent pour combattre le
projet de conserver les morts jusqu'à la putréfaction.

Tous les corps, de quelque nature
qu'ils soient, exhalent quelque chose
de très-subtil, une matiére dont les
particules sont extrêmement fines &
déliées. Cette matiére s'insinue aisément, & est reçue avec facilité dans
les corps qui l'avoisinent. Les matiéres qui transpirent de certains
corps, sont de nécessité un changement dans les parties des corps qui
en reçoivent les impressions. Lorsque ces matiéres sont corrompues,
elles communiquent l'infection dont
elles sont atteintes aux corps qui
les reçoivent. Telle est, Monsieur,
l'origine & la cause de la propagation

de la peste & de toutes les maladies contagieuses. La Provence en a fait de nos jours une triste expérience. Un paquet de marchandises venant d'un lieu infecté a mis cette Province à deux doigts de sa perte : un dégré de corruption de plus, auroit peut-être suffi pour détruire toute la nature humaine. Consultez l'Histoire, voyez quelle a été la source de ces catastrophes particuliéres qui ont détruit des Villes & des Royaumes entiers ; lisez les descriptions de ces pestes universelles qui ont tour à tour désolé l'Univers ; cherchez quelle est la premiere cause des effets prodigieux de ces terribles maladies ; vous reconnoîtrez que les ravages affreux qu'elles ont causés font toujours venus de quelque exhalaison corrompue : tous les peuples de la terre ont été attentifs à se garantir du danger des exhalaisons putrides,

putrides ; c'étoit pour en prévenir
les fâcheux inconvéniens que Moyſe
ordonna aux Iſraëlites de ſortir du
camp pour les beſoins de la nature ,
& de couvrir leurs déjections *. Il eſt
certain que les écoulemens qui s'élé-
vent des excrémens ſe mêlant à l'air
que l'on reſpire, peuvent par-là devenir très-nuiſibles. Les Turcs , au
rapport de Portius ** , pour conſerver
la propreté dans leurs camps, ont ſoin
d'enterrer les excrémens dans des
foſſes ſouterraines. Selon cet Auteur , la corruption de l'air, par les
exhalaiſons qui ſortent des cadavres
des hommes & des animaux , eſt une
des principales cauſes des maladies
qui détruiſent les armées. La coutume d'embaumer les morts n'a été

* Deuteronom. Cap. 23. v. 12. & 13.
habebis locum extrà caſtra ad quem egredie-
ris ad requiſita natura, gerens paxillum in
balteo. Cùmque ſederis, fodies per circuitum,
& egeſta humo operies.
** *De militum in caſtris ſanitate tuendâ.*

P

établie que pour se préserver de l'infection qu'ils auroient infailliblement causée sans cette précaution.
Elle étoit indispensable en Egypte ,
puisqu'on y conservoit respectueuse-
ment les corps ; & les Romains qui
ne gardoient les morts que pendant
quelques jours, en attendant que tout
fût prêt pour la solemnité des funérailles , avoient grand soin de les
laver & de les frotter de baumes
plus ou moins précieux , afin de
n'être pas incommodés des vapeurs
fœtides que la corruption de ces
corps auroit produites.

Le conseil de conserver les morts
jusqu'à la putréfaction , est le conseil
le plus funeste à l'humanité qu'on
ait pu concevoir. Il n'y a rien qui
soit plus opposé aux notions les plus
généralement reçues. *Lilius Gyral-*
dus , * dans ses Recherches sur les

* *Cap. I. de origine & caussis sepultura.*

raisons pour lesquelles on s'est déterminé à donner la sépulture aux morts,
adopte le sentiment de Séneque (*An-
næus Seneca*) qui prétend que *le
motif de la sépulture est de garantir
les vivans d'une infection capable de
les empoisonner.* J. Faës a commenté
ce passage de Séneque, & il fait connoître d'une maniére démonstrative,
tous les dangers que la putréfaction
des sujets peut occasionner.

On lit ailleurs dans le même Ouvrage que les Anciens enterroient
les morts dans leurs maisons, & que
c'étoit cet usage qui avoit donné lieu
au culte des Dieux Lares & Pénates,
que chaque famille adoroit comme
les Génies protecteurs & conserva-
teurs de la maison. Mais les loix
proscrivirent bientôt cet usage dans
la crainte que *l'infection des cadavres
ne donnât la mort aux vivans* *.

* *Ne savore ipsa viventium corpora con-
tacta inficerentur.* Isidor.

La Loi des douze Tables condamna
cette coutume, (*ut fœda ac tetra*, dit
Gyraldus.) Cette loi en défendant
qu'on ensevelît ou qu'on brûlât aucun cadavre dans l'enceinte de Rome, ne permettoit pas que le bucher
fut à moins de distance des maisons
que de soixante pieds. Cette défense
étoit moins faite pour prévenir les
incendies, comme on pourroit le
penser, que pour empêcher que personne fût incommodée de l'odeur
désagréable qui venoit du bucher. On
n'enterroit point dans Athènes, l'on
choisissoit même pour les sépultures
hors de la Ville un lieu aride & qui
n'étoit pas susceptible de culture. *

Il y a des exemples sans nombre,
des soins & de l'attention particuliere avec lesquels les anciens sur-

* *Ut terra, mortuorum corpora, sine detri-
mento vivorum, recipiat.* Ex platone. V. *Cicer.
Lib.* II. *de Legib.* n. 67.

veilloient à ce que les morts ne
puffent porter le moindre préjudice
aux vivans. Le Docteur Zuinglerus ,
fçavant Jurifconfulte , dans fes re-
marques fur le Traité de GROTIUS
de jure belli & pacis , affure que la
fépulture n'a pas été imaginée en faveur des morts. Que leur importe
en effet d'être enterré ou de ne le
pas être ? On les met en terre afin
de n'être point incommodé de la
puanteur que leurs corps exhale-
roient : c'eft apparemment , continue
Zuinglerus , ce que *Diogène* le Cy-
nique fous-entendoit , quand après
avoir dit qu'il n'avoit point de Do-
meftique , on lui demanda qui auroit foin de le porter en terre lorfqu'il feroit mort. Car ce Philofophe
répondit fagement que ce feroit celui qui auroit befoin de fa maifon *.

* V. Exercit Acad. de Antiq. funerum ritu.
A Cafp. Henr. Sellen. 1682.

Le témoignage des Philosophes &
des Jurisconsultes ne peut être récusé
sur un point aussi à la portée de tous
les hommes sensés, que l'est celui
que nous discutons ici. On déférera
au moins au sentiment des Médecins
qui ont eu la réputation la mieux méritée : je citerai d'abord le célébre
Ramazzini, qui étoit Professeur en
Médecine à Padoue. Il n'a pas oublié
de parler des Fossoyeurs dans le Traité qu'il a fait sur les maladies ausquelles les Artisans sont sujets par
la nature de leurs professions. La reconnoissance exige de nous, dit assez
plaisamment ce Docteur, que la Médecine s'intéresse en leur faveur, pour
la peine qu'ils prennent d'enterrer
en même-tems les corps, & les fautes
des Médecins. *Æquumque est, ut
quando mortuorum corpora, unà cum
medicorum erroribus humi recondunt,
Ars Medica eisdem beneficium ali-*

quod pro dignitate servatâ rependat.
Selon notre Auteur, la vie des Fossoyeurs n'est pas ordinairement de longue durée. Ils sont sujets aux fièvres malignes, à la mort subite, à l'hydropisie, au cathare suffoquant,& à plusieurs autres maladies très-dangereuses. Leur visage est habituellement blême, ils ont la paleur des morts. Ramazzini attribue cette disposition aux vapeurs déliées qu'ils respirent en portant les corps , & en creusant les fosses ; il pense que les mauvaises impressions de ces vapeurs sont portées jusques sur les esprits animaux. Il est bien certain que le principe vital est altéré par les vapeurs corrompues qui s'élevent des cadavres : j'ai fait plusieurs fois cette observation sur moi-même. A la tête de la Chirurgie dans divers Hôpitaux, j'avois toujours le soin de choisir pour mon usage particulier les sujets les plus sains , & les moins

P iv

disposés à être prochainement attaqués de putréfaction. Il ne m'est jamais arrivé de travailler trois heures
consécutives sur un mort de cette nature, sans en avoir, pour ainsi dire,
emprunté la phisionomie. J'ai remarqué de plus que tous ceux qui par
curiosité, ou pour leur instruction,
m'avoient aidés dans mes recherches, ou avoient assisté à mes dé-
monstrations, palissoient de même.
Quel effet ne produiroient donc point
des corpuscules qui sortiroient d'un
corps dont la putréfaction se seroit
emparé ? M. Haguenot, Docteur &
Professeur en Médecine à Montpellier, & membre de la Société Royal-
le des Sciences de cette Ville, dans
un Mémoire lû à l'assemblée publique de cette Compagnie en 1746,
prouve par des faits très notoires
combien les émanations putrides sont
pernicieuses. » Un seul cadavre peut,

» dit-il, causer dans les Eglises une
» infection très-dangereuse: l'on sçait
» que les personnes mortes d'une ma-
» ladie maligne deviennent bientôt
» après livides, qu'elles répandent
» une *puanteur horrible* dans les mai-
» sons, que malgré la coutume de les
» y exposer pendant vingt - quatre
» heures, l'on est souvent forcé d'ac-
» célérer l'inhumation, & que ceux
» qui portent les cercueils ou les
» biéres lors des funérailles, ont be-
» soin de sentir à tout moment des
» odeurs fortes, pour être en état de
» soutenir la puanteur presque insup-
» portable des cadavres. . . . Je sçai
» qu'une Catacombe où l'on n'avoit
» enseveli personne depuis près de
» deux ans, & qui ne sentoit pas
» mauvais, fut infectée par un seul
» enfant mort de la petite vérole;
» puisque l'ayant ouverte cinq jours
» après l'inhumation de cet enfant,

» il s'en exhala une *odeur très puante*
» *qui* épouvanta l'Enterreur & *infecta*
» *les Assistans.* On a souvent inter-
» rompu le Service Divin, par rap-
» port à l'infection qu'un seul cada-
» vre avoit causée dans l'Eglise. J'ai
» appris, continue M. Haguenot, de
» M. Eustache, Prêtre Hebdomadier
» du Chapitre d'Agde, qu'ayant in-
» humé une fille dans un caveau de
» l'Eglise Paroissiale de Meze, quatre
» ou cinq jours après l'inhumation,
» l'Eglise fut tellement infectée, qu'el-
» le resta déserte, & qu'on fut obligé
» de transférer le Service de cette Pa-
» roisse dans l'Eglise des Pénitens. »

Des exemples aussi frappans
font voir à quels dangers les survivans seroient exposés si l'on
conservoit les morts dans les maisons jusqu'à la putréfaction. Les
vrais Citoyens, toutes les personnes
qui comme vous, Monsieur, s'occu-

pent du bien public, sentiront la conséquence des vérités que j'ai l'honneur de vous exposer; c'est cet amour de l'humanité qui a dicté l'épitaphe que le Docteur Verheyen Anatomiste célébre, & Professeur en Chirurgie à Louvain, avoit composée pour lui-même. Telles ont été ses derniéres volontés, & les seules dispositions qu'il se soit cru obligé de faire par testament.

Philippus Verheyen, Medicinæ Doctor & Professor, partem sui materialem, hìc in cœmeterio condi voluit, ne templum dehonestaret, aut nocivis halitibus inficeret. Requiescat in pace.	Philippe Verheyen, Docteur & Professeur en Médecine, a choisi ce cimetiére pour le lieu de sa sépulture, dans la crainte de prophaner l'Eglise, & de l'infecter par des vapeurs mal-faisantes.

Il falloit que Verheyen fut bien persuadé de la mauvaise qualité des vapeurs qui s'exhalent d s corps qui se putréfient : & peut-on n'en être pas convaincu pour peu qu'on se soit appliqué à la lecture des Ouvrages des grands Maîtres ? Ambroise Paré * fait mention d'une maladie pestilentielle, qui au mois de Novembre 1562. ravagea tout le pays d'Agenois & les lieux circonvoisins jusqu'à dix lieuës à la ronde. Deux mois auparavant on avoit jetté des corps morts dans le puits du Château de Pene ; ce puits avoit environ cent brasses de profondeur ; il s'en étoit élevé une vapeur puante & cadavéreuse qui causa les désordres les plus affreux. Il y a plusieurs exemples de pestes qui sont survenues pendant la

* XXII. Livre de la Peste, Chap. III. pag. 529. édition de Lyon, 1664.

guerre pour avoir négligé après une bataille d'ensevelir les cadavres, qui s'étant pourris avoient infecté l'air. Combien n'a-t-on pas vu de maladies contagieuses occasionnées par quantité de végétaux corrompus, par des eaux croupissantes, des amas de boue, de fumier, & autres substances fœtides. Les maladies mortelles que causa le remûment des terres pour la construction du Canal de Maintenon, fit abandonner le projet qu'avoit conçu le feu Roi, de faire passer la Riviére d'Eure à Versailles : on se souvient encore en Languedoc, dit M. Haguenot, des maladies qui regnérent dans tous les endroits où l'on fit passer le Canal Royal, de même que des fiévres malignes qui ravagérent plusieurs Villages du Diocèse de Montpellier pendant que l'on construisoit le Canal des Etangs. On attribua avec raison ces maladies aux explosions minérales qui se firent par le *fossoyement* des terres. Les exhalaisons animales ont bien plus d'affinité avec nos corps, c'est ce qui les rend si nuisibles lorsqu'infectées par la putréfaction, elles sont devenues contagieuses. Le Docteur Mead dans son Traité des Venins, assure que les corpuscules qui émanent des cadavres des pestiférés, sont la principale cause des progrès de la maladie... *Ratio est magni funerum incrementi sæviente peste, quòd unius mors mortem alterius promovet.* Ces vapeurs sont pernicieuses lors même que les corps sont détruits & consumés: les maladies des Fossoyeurs - Enterreurs de morts en sont une preuve incontestable : il n'y a personne qui ne se soit apperçu de la mauvaise odeur qu'on sent dans les Eglises, surtout dans celles qui sont petites, ou dans

celles où les enterremens sont fréquens. Ramazzini avoit déja fait
cette remarque, * mais M. Haguenot l'a mise dans un plus grand jour
dans le Mémoire dont nous avons
parlé. Ce sçavant Médecin démon-
tre les dangers des inhumations dans
les Eglises; & il ne doute point que
les vapeurs qui sortent des caves où
l'on enterre, venant à se répandre en
dehors, ne soient la cause qui occa-
sionne, qui entretient, & qui irrite
les maladies épidémiques. Il n'y a
qu'une voix contre cet abus : un Auteur Anglois dans un Livre intitulé,
Recherches libres adressées aux puissances chargées du gouvernement de
l'Eglise & de l'Etat, s'exprime ainsi....
Que viennent faire les cadavres dans
les Eglises ? empoisonner l'air que les
vivans y respirent, & porter par ce

* *De morbis artificum. Artic. de Vespillo-
num morb.*

moyen dans leur sang le levain de diverses maladies. Il n'y a point d'Eglise, surtout dans les grandes Villes comme Londres, où l'on ne sente une odeur infectée dans des jours pesans où l'air ne circule pas. Pour peu qu'on soit versé dans la Physique, on sçait que *les corps qui se pourrissent exhalent* une prodigieuse quantité de fluide élastique qui consiste en *des particules putrides, lesquelles se mêlant dans l'air le corrompent.* Pourquoi les guerres sanglantes ont-elles été si souvent suivies de la peste? par la même raison; parce que *l'air corrompu,* par la multitude des cadavres, *donnoit la mort aux vivans.* Tout le monde sçait combien la salubrité d'un air pur contribue à la santé, à la force, à la vigueur, à la gayeté. Pourquoi ne tâchons-nous pas à purifier le nôtre en purgeant avec soin nos Villes de toutes

toutes les immondices , de toute
l'ordure, de toute la pourriture qui
s'y accumule , & par conséquent en
délogeant les cadavres dont le voisina-
ge nous est si pernicieux? Rien de plus
facile que d'établir par exemple autour de Londres à trois ou quatre
milles de distance, de grands Cime-
tiéres où les Ministres des Paroisses
iroient enterrer leurs morts, chacun
dans son district, sans rien perdre de
leurs droits, & où les vivans pourroient également satisfaire leur vanité, sous prétexte d'honorer la mémoire des défunts par de magnifiques
mausolées *.

Le motif de la sûreté publique est
solidement exprimé dans le passage
que nous venons de rapporter. S'il
excitoit le zéle des Magistrats , & s'il
les portoit à faire abolir la coutume

* Voyez la Bibliothéque raisonnée des Ouvrages des Sçavans de l'Europe pour les mois
de Juillet, Août & Septembre 1749. pag. 148.

Q

pernicieuſe d'enterrer les morts dans les Egliſes, il eſt probable que les réglemens qu'ils feroient ne trouveroient aucune contradiction de la part des Eccléſiaſtiques : ce ne feroit point une innovation dans l'Egliſe ; ce feroit au contraire en faire revivre l'ancienne diſcipline ſi reſpectable à tous égards. En 845. le Concile de Meaux, après avoir défendu d'enterrer dans les Egliſes comme par droit héréditaire, excepté ceux que l'Evêque ou le Curé jugeroit avoir mérité par la ſainteté de leur vie une place après leur mort dans le lieu ſaint, fait cette pieuſe remarque après le Pape S. Grégoire le Grand, que d'enterrer qui que ce ſoit dans les Egliſes, préciſément parce qu'il leur donneroit des biens, ce feroit vouloir vendre un peu de terre accordée à la pourriture, & trouver ſon gain & ſa joye dans ce qui eſt aux

autres une source de deuil, de larmes & d'affliction.

M. Haguenot dit que l'Eglise du
Puy, la p'us ancienne du Languedoc,
fournit une exemple bien digne d'être
imité. Elle observe scrupuleusement
l'ancien usage de l'Eglise, puisqu'on
n'y enterre personne, pas même les
Evêques, mais encore qu'il n'est pas
permis d'y porter les cadavres pour
l'absoute que l'on fait ailleurs à la
porte de l'Eglise. Ces usages sont
dictés par la prévoyance; il y a tant
d'exemples des effets pernicieux des
exhalaisons putrides, qu'on ne peut
prendre trop de précautions à ce sujet. La coutume opposée a des inconvéniens trop fâcheux : au mois de
Septembre 1744. on enterra un mort
dans une fosse du cloître de la Ca-
thédrale d'Agde ; il se répandit une
odeur si affreuse, qu'on ne pouvoit
approcher du cloître. L'on reconnut

que cette puanteur venoit de ce
que la foſſe n'étoit pas aſſez profonde, l'on fut obligé de faire ci-
menter les joints des pierres. qui la
couvroient.

L'inhumation des morts dans les
Egliſes, eſt donc une coutume très-
dangereuſe, vous n'en pouvez douter, Monſieur, après tous les faits
que je viens de vous mettre ſous les
yeux ; mais cette coutume n'eſt dangereuſe que par rapport à la putréfaction ; il y a donc du danger à
conſerver les morts juſqu'à ce que
la putréfaction s'en ſoit emparé.
J'aurai occaſion d'en donner de nouvelles preuves dans l'examen que je
ferai du reglement que M. Bruhier
a projetté, & qui a eu l'avantage
d'être préſenté au Roi. Permettez-
moi de vous dire encore un mot
ſur l'inhumation dans les Egliſes.
Quand cet uſage ne ſeroit point

aussi dangereux qu'il l'est, il ne seroit
pas moins nécessaire de le proscrire;
car il est d'une indécence intolérable;
& pour peu qu'on ait de respect pour
les lieux saints, il n'est pas possible
de n'être pas indigné de cette coutume, qui n'est rien moins qu'une
profanation de la maison du Seigneur. M. de Voltaire le fait sentir
assez vivement dans un petit Ouvrage allégorique auquel il a donné le
nom de *Babouc*. On fait voir à
Babouc, étranger dans Persépolis,
les choses les plus remarquables de
cette Ville. Entré dans un Temple,
& peu flatté de la Musique, il se
bouchoit les oreilles, » mais il fut
» prêt de se boucher encore les yeux
» & le nez quand il vit entrer dans
» ce Temple des Ouvriers avec des
» pinces & des pelles. Ils remuerent
» une large pierre, & jetterent à
» droit & à gauche une terre dont

» s'exhaloit une odeur empeftée ; en-
» fuite on vint pofer un mort dans
» cette ouverture, & on remit la
» pierre par-deffus. Quoi, s'écria Ba-
» bouc, ces Peuples enterrent leurs
» morts dans les mêmes lieux où ils
» adorent la Divinité ? Quoi , les
» Temples font pavés de cadavres ?
» Je ne m'étonne plus de ces mala-
» dies peftilentielles qui défolent fi
» fouvent Perfépolis. La pourriture
» des morts, & celle de tant de vi-
» vans raffemblés & preffés dans le
» même lieu, eft capable d'empoi-
» fonner le globe terreftre. »

Voilà , Monfieur, les raifons dont
je crois pouvoir faire ufage contre le
confeil de conferver les morts jufqu'à
la putréfaction. Pour en prouver le
danger , j'ai examiné quelles ont
été les craintes de toutes les nations au fujet des exhalaifons putrides ; j'ai développé le motif de

leur conduite concernant la sépulture des morts ; j'ai rapporté la façon
dont plusieurs Médecins habiles pensoient à ce sujet ; j'ai rapproché de
ces raisons & de ces usages le sentiment de quelques personnes dont
les lumiéres méritent l'estime la plus
distinguée : le jugement qui en résulte, renferme sans doute un caractére
de vérité respectable, à laquelle je
ne crois pas qu'on puisse rien opposer. Vous connoissez, Monsieur, les
sentimens avec lesquels, &c.

SIXIÉME LETTRE.

LA plupart des hommes ne se conduisent que par habitude. Vous sçavez, Monsieur, que l'usage est un torrent auquel ils se laissent entraîner : l'on se détermine assez communément par l'exemple reçu, & les coutumes les moins raisonnables exercent un tel pouvoir, qu'elles assujettissent ceux mêmes qui sentent le plus l'absurdité du fondement sur lequel elles se sont établies. Il peut y avoir une sorte de vertu, estimable dans la société, à pratiquer certaines choses sans examen, pour se conformer à la conduite générale : mais est-il possible qu'on ne pratique pas ce dont on est intimement persuadé ? M. Bruhier prétend avoir convaincu tout le monde de l'incertitude

des

des signes de la Mort : Et cependant malgré les craintes qu'il a inspirées, les raisons qu'il a données, les faits qu'il a rapportés, malgré le vif intérêt que les hommes prennent à tout ce qui tend à leur conservation, les conseils de M. Bruhier, qui n'ont d'autre but que cette même conservation, ont été négligés. D'où peut venir cette indifférence à suivre les moyens qu'il propose : l'irrégularité & l'inconséquence sont-elles inséparablement attachées à la nature humaine ? L'on convient que la précipitation des enterremens expose les hommes à des dangers terribles ; & les exemples multipliés qu'on en rapporte, ne produisent aucun fruit. Est-ce aveuglement de la part des hommes ? M. Bruhier ne peut, ce semble, leur faire un tel reproche : tous sont convaincus des vérités que son zéle a mises au jour ; mais il y a

R

loin de la conviction à la pratique.
Et si des vérités si importantes, &
qui font tant d'impreſſion, n'ont pas
captivé tous les hommes ſous leur
autorité ; c'eſt ſans doute parce que
les hommes, tout perſuadés qu'ils
ſont, ont trouvé plus d'inconvéniens
dans le reméde qu'on leur propoſe,
que dans le mal qu'on leur a fait
connoître. Le reglement que M. Bruhier a projetté n'en eſt pas moins
utile à beaucoup d'égards ; il eſt ſurtout très-eſtimable par l'importance
de l'objet que l'Auteur a eu en le
faiſant. M. Bruhier me permettra de
joindre ici ma foible voix à celle de
tous les Approbateurs de ſon Ouvrage.

Mais ce reglement a été fait ſur
un principe ruineux : l'Auteur veut
que l'on conſerve les ſujets juſqu'à
la putréfaction, parce qu'il a cru
qu'elle étoit le ſeul ſigne infaillible

de la mort : Voilà le vice radical de
tout l'Ouvrage, & je crois en avoir
suffisamment combattu les principes.
M. Bruhier croit qu'il n'y a qu'un
reglement émané de l'autorité sou-
veraine qui puisse ordonner & faire
exécuter les précautions nécessaires
pour garantir les hommes du malheur d'être enterrés vivans. C'est un
sujet d'étonnement pour lui, que
plusieurs personnes qui ont lû son
Ouvrage, ayent néanmoins laissé ensevelir & enterrer leurs amis & leurs
proches suivant l'usage communément reçu. Tant qu'une loi n'aura
point reglé quelques précautions in-
dépendamment des mesures que peuvent prescrire la tendresse & l'atta-
chement des parens & des amis des
défunts, on ne sera pas à l'abri des
inconvéniens fâcheux que l'intérêt
de la société fait envisager dans la
conduite que l'on tient à l'égard des

morts. Celui qui sous de fausses apparences est exposé au danger pro-
chain d'être enterré vivant, n'évitera
pas ce malheur, si quelqu'un ne lui
donne les secours qui lui sont nécessaires ; mais quelqu'interêt que les
survivans puissent prendre à la personne dont la perte excite leurs regrets, il ne contrebalance point les raisons qui se tirent, à son désavantage de
la probabilité de la mort, du désagrément, de l'embarras & des suites de l'infection que la conservation des morts
entraîneroit nécessairement si on les
gardoit jusqu'à la putréfaction. Ainsi
quoiqu'on convienne généralement
avec M. Bruhier que la précipitation
des enterremens est une coutume
meurtriére, (ce qui cependant ne seroit vrai, qu'autant qu'il n'y auroit
aucun signe de la mort que la putréfaction) on n'applique cette idée à
aucun cas particulier, parce qu'il y

a plusieurs motifs qui dans les cas particuliers déterminent à rejetter dans la pratique ce que l'on avoit admis dans la spéculation.

L'argument que fournit la probabilité de la mort, lorsqu'on en voit les apparences, est assurément un motif par lequel les survivans évitent un délai qui leur donneroit d'ailleurs du désagrément & de l'embarras. Toutes les morts ne font pas douteuses aux yeux mêmes du vulgaire. Dans le plus grand nombre des cas, la mort est annoncée par des simptômes fâcheux ausquels on ne peut se méprendre ; & lorsqu'elle arrive dans ces cas ordinaires, elle est indiquée par des signes, qui joints à ceux qui l'ont précédée, suffisent pour asseoir le jugement qu'en portent avec certitude les personnes les moins éclairées. Dès que les apparences font réelles dans le plus grand nombre de cas, il n'est pas

furprenant qu'on les juge telles dans
tous indiftinctement. Tout examen
eft pénible , le doute eft un état
de contrainte ; il eft plus fimple de
fe décider avec ou fans raifon ; c'eft
auffi ce que l'on fait. Les apparences
qui communément ne font pas trom-
peufes , font le garant fautif de la
conduite que l'on tient. Je ne parta-
ge point l'étonnement de M. Bruhier,
je ne fuis pas furpris que tout le monde foit perfuadé de la néceffité de
prendre des précautions , & que perfonne n'en prenne. Cette contradiction entre la conduite & la façon
de penfer , n'en eft une que dans
l'efprit de ceux qui ne connoiffent
point la marche ordinaire de l'efprit
des hommes.

La perte de la vie par la précipitation d'un enterrement , eft un accident très-formidable , & il n'y a perfonne qui ne croye qu'il eft de la

prudence de ne négliger aucunes précautions pour s'en garantir ; mais,
comme nous l'avons dit , personne ne
peut en prendre pour soi : c'est de l'attention des autres qu'il faut les attendre, en cas qu'on se trouve dans ce danger. Les hommes sont sujets à faire de
mauvais raisonnemens sur les accidens
futurs. L'Auteur de la Logique de Port-
Royal nous a conservé entr'autres celui d'une Princesse qui ayant oui-dire
que des personnes avoient été acca-
blées par la chûte d'un plancher , ne
vouloit jamais ensuite entrer dans
une maison sans l'avoir fait visiter
auparavant ; & elle étoit tellement
persuadée qu'elle avoit raison , qu'il
lui sembloit que tous ceux qui agis-
soient autrement étoient imprudens.
Il n'y avoit sans doute personne qui
ne regardât ces précautions comme
excessives & ridicules ; par la raison
que pour juger de ce que l'on doit

faire pour éviter un mal, il ne faut pas seulement confidérer le mal en foi, mais auffi la probabilité qu'il arrive ou n'arrive pas. Ainfi quoiqu'il ne foit pas rare qu'on enterre des perfonnes qui ne font point mortes, il feroit déraifonnable qu'on eût pour foi une crainte incommode de cet accident. On devroit craindre également d'aller à pied par les rues, parce que plufieurs perfonnes y font journellement écrafées : d'après de pareilles réflexions on ne voudroit point aller en caroffe, car on a vu des perfonnes qui ont péri par des accidens qui ne leur feroient point arrivés dans une autre circonftance : on pourroit faire le même raifonnement fur toutes les pofitions poffibles, & les précautions que l'on prendroit feroient un plus grand mal que le danger de l'accident que l'on craindroit.

Pour rendre les hommes plus

raisonnables dans leurs craintes,
l'Auteur de l'Art de penser donne
l'exemple qui suit....» Il y a beau-
» coup de personnes qui sont dans
» une frayeur excessive lorsqu'ils en-
» tendent tonner. Si le tonnerre les
» fait penser à Dieu & à la mort,
» à la bonne heure, on n'y sçauroit
» trop penser; mais si c'est le seul
» danger de mourir par le tonnerre
» qui leur cause cette appréhension
» extraordinaire, il est aisé de leur
» faire voir qu'elle n'est pas raison-
» nable : car de deux millions de per-
» sonnes, c'est beaucoup s'il y en a
» une qui meure en cette manière,
» & on peut dire même qu'il n'y
» a guéres de mort violente qui soit
» moins commune. Puis donc que la
» crainte du mal doit être propor-
» tionnée non-seulement à la gran-
» deur du mal, mais aussi *à la pro-*
» *babilité de l'évenement*, comme il

» n'y a guéres de genre de mort
» plus rare que de mourir par le
» tonnerre, il n'y en a guéres auffi
» qui dût nous caufer moins de
» crainte. »

Ne pourroit-on pas faire l'application de ce raifonnement à ceux qui craignent exceffivement d'être enterrés vivans? D'ailleurs cette crainte ne fert de rien pour leur faire éviter cet accident. Il faudroit quand quelqu'un paroît mort, que les affiftans ne s'en rapportaffent point aux feules apparences ; mais la probabilité fert à les décider : ils n'attendent point la putréfaction, parce que l'abfence de ce figne n'eft pas une preuve que le fujet foit vivant ; le défagrément & l'embarras que caufe la confervation des morts, achevent de déterminer le jugement que l'on porte dans ces occafions. La putréfaction ne fe manifefte quelquefois que le

douze ou le quinziéme jour ; il seroit bien désagréable & fort embarrassant de conserver pendant ce tems
un pere, une mere, ou une épouse
tendrement chérie, & d'avoir sous
les yeux l'objet dont la présence
excite les plus vifs regrets, & aigrit
la douleur la plus légitime. M. Bruhier dira envain que le désagrément
du spectacle d'un mort est une fausse
délicatesse, & que l'embarras ne
doit faire aucune impression, puisqu'il eût été plus considérable si le
mort avoit vécu quelques jours de
plus. Cette réponse n'est pas satis-
faisante, l'espérance est toujours
soutenue tant que la personne vit ;
mais lorsqu'elle est morte, sa présence ne peut qu'irriter les regrets.
Au reste les suites de l'infection ont
peut-être été la principale cause du
peu de cas qu'on a fait des conseils de M. Bruhier : il répond à cette

objection, qu'il s'est faite à lui-même, en disant que les Juifs, les Grecs & les Romains gardoient long-tems les corps sans qu'il en soit arrivé d'inconveniens, malgré la chaleur des climats où ils vivoient. Il est vrai, Monsieur, que chez ces peuples on ne craignoit point les suites de l'infection, mais ils embaumoient les corps ; de plus il est prouvé que cette pratique étoit meurtriére, & que la conservation des morts n'étoit point chez eux une précaution pour s'assurer de la réalité de la mort.

Les suites de l'infection sont très-dangereuses. La malignité de la pourriture réside dans des particules si subtiles, qu'elles peuvent faire mourir par l'impression qu'elles font immédiatement sur le principe vital. Une puanteur cadavéreuse a souvent produit cet effet. Il n'est pas nécessaire

que les substances putrides , malignes ou vénéneuses se mêlent avec
nos humeurs , pour exercer sur nous
leur malignité. Nous en trouvons
dans Paré une preuve convaincante:
il dit qu'en découvrant le lit d'un
pestiféré pour panser un bubon que
ce malade avoit dans l'aine , &
deux charbons fort considérables qui
étoient placés au ventre , il fut saisi
d'une odeur si fœtide , causée par les
matiéres de ces abscès & par la sueur
du malade , qu'il tomba par terre
dans l'instant comme s'il fût mort ;
la connoissance lui étant revenue ,
il se leva , mais il fut obligé d'em-
brasser le pilier du lit pour se soutenir. Il lui sembloit que la maison
tournoit sens dessus-dessous , il ne
sentoit ni douleur ni mal de cœur ;
ses forces revinrent peu à peu , & il
éternua neuf ou dix fois si violemment, qu'il en saigna du nez. Il suffit ,

comme l'on voit, que les vapeurs
malfaifantes portent fur quelqu'une
de nos parties, pour nous faire fentir les effets de leur malignité, en
agiffant fur nous comme font beaucoup d'autres fubftances qui pro-
duifent par leur odeur ou par un fimple attouchement, des défordres con-
fidérables dans l'économie animale.
La vapeur d'une chandelle éteinte a
quelquefois caufé des avortemens, des
épilepfies, & même la mort. Il y a
des puits d'où il fort des exhalaifons
fi pernicieufes, qu'elles font périr fur
le champ ceux qui en font frappés :
la vapeur du vin, qui eft dans le
fort de la fermentation, fait tomber
dans des apopléxies fouvent mortelles, ceux qui s'expofent trop à la
violence de ces vapeurs. Il y a beaucoup de perfonnes qui ne peuvent
fentir l'odeur d'une anguille fricaf-
fée : d'autres ne peuvent fentir l'odeur

de certaines fleurs sans en être in-
commodées. Telle étoit une femme
dont il est parlé dans les Ephéméri-
des d'Allemagne, qui soutenoit facilement l'odeur des roses blanches,
& qui tomboit en foiblesse lorsqu'elle
sentoit des roses rouges. Simon Pauli
rapporte qu'un Paysan tomba en sincope par l'odeur suave de la boutique
d'un Apoticaire, & qu'on ne put le
faire revenir que par l'odeur de la
fiente de bœuf. *Grundelius* parle d'u-
ne Dame qui se trouva incommodée
d'un bouquet de renoncules qu'elle
avoit au côté ; on lui ôta ce bouquet & les accidens disparurent : un
homme qui étoit présent prit ce bouquet, & éprouva au bout de quelque tems le même effet. Tous ces
exemples, que l'on trouve plus am-
plement détaillés dans le Mémoire de
M. Quesnay* sur le vice des humeurs,

* Premier Volume des Mémoires de l'Académie Royale de Chirurgie.

& sur la cause de leurs différentes
dépravations ; ces exemples, dis-je ,
ne sont point étrangers à notre sujet ; ils servent à connoître les effets
que les matiéres corrompues sont
capables de produire ; & le danger
manifeste qu'il y auroit à conserver
les morts jusqu'à la pourriture.

C'est surtout dans les Hôpitaux ,
& principalement dans les grands ,
tels que l'Hôtel-Dieu de Paris , où
l'on risque le plus de donner la sépulture à des personnes vivantes ; &
c'est précisément dans ces lieux où
il seroit le plus dangereux d'attendre
la putréfaction. Supposons que dans
l'Hôpital d'une grande Ville , il
meure communément six ou huit
personnes par jour ; que n'arriveroit-
il point si , suivant le reglement projetté , on laissoit tous ces morts pendant plûsieurs jours dans leur lit ,
chacun avec deux ou trois malades ,
jusqu'à

jusqu'à la putréfaction : M. Bruhier
ne voudroit pas même qu'en les con-
servant on les transféra dans un lieu
particulier ; on changeroit alors la
premiere disposition du Reglement,
qui ordonne » que les corps réputés
» morts seront laissés dans leurs lits
» dans le même état & la même si-
» tuation où ils étoient pendant la
» maladie. Les mouvemens qu'on est
» obligé de donner à un prétendu
» mort, soit pour le changer de
» linge, ou de faire son lit, sont
» meurtriers, &c. »

Ce premier article, toujours fon-
dé sur la supposition qu'il n'y a
d'autres signes de la mort que la
pourriture, ne paroît pas conséquent, même dans le système de
M. Bruhier. Où est le risque qu'il
y auroit à remuer les personnes
qui seroient dans le cas d'une mort
apparente. Rien ne paroît plus ca-

pable de réveiller les fonctions vitales, que de donner du mouvement
au sujet en qui leur exercice est sus-
pendu, ou plutôt devenu imperceptible, au point d'en paroître aboli.
Selon M. Bruhier, toutes les pré-
somptions qu'un corps doit être
mort, ne sont point des raisons suf-
fisantes pour négliger les précautions
qu'on peut employer pour constater
son état. Qu'on lise dans la Thèse
de M. Winslow quelles sont ces précautions : on verra qu'au nombre des
plus importantes, il recommande
d'agiter les membres par des extensions & des inflexions violentes. Il
n'y auroit donc aucun risque de transférer les sujets sur la mort desquels
on pourroit avoir quelque doute :
Nous voyons même dans la plupart
des Histoires que M. Bruhier a rapportées dans son Ouvrage, l'utilité
fortuite de l'agitation qu'on a donnée

aux personnes réputées mortes. Et je ne crains point d'avancer que *le danger réel & inévitable* qu'il y auroit à laisser journellement dans un Hôpital, les morts dans leurs lits jusqu'à la manifestation de la pourriture, ne peut être mis en comparaison avec *l'inconvénient possible* de porter *très-rarement* une personne vivante dans un lieu qui seroit destiné à recevoir celles qui sont mortes. Mais dorénavant personne ne doit être la victime de l'ignorance ou du peu d'attention qui donneroient lieu à l'accident fatal de l'inhumation d'un vivant : les signes de la mort ne sont point incertains ; Que ceux à qui le soin des Hôpitaux est confié s'instruisent de leurs obligations, & des devoirs que l'humanité leur prescrit ; alors les pauvres seront consolés dans leur misére, on préviendra leurs besoins, & l'on abolira des usages meurtriers par lesquels les misérables trouvent quelquefois la fin de leur infortune, par les mains cruellement secourables des personnes qu'un zéle mal dirigé anime en leur faveur.

M. Bruhier fait à ce sujet des reproches très-vifs à l'Hôtel-Dieu de Paris; vous connoissez, Monsieur, bien d'autres Maisons dont l'institution n'est ni moins charitable, ni moins utile, qui pourroient se les appliquer. » Il est certain, dit cet » Auteur *, que si le reproche de » précipiter les enterremens est fon-» dé, c'est surtout dans les Hôpitaux, » & par conséquent il n'y a point de » doute qu'on n'y enterre souvent » des personnes encore vivantes. » Mais ce n'est pas le seul reproche » qu'on ait à faire à l'Hôtel-Dieu de » Paris. Personne de ceux qui sont

* Tome II. pag. 76.

» réputés morts n'y échappe à un
» traitement extrêmement propre à
» les rendre effectivement tels. Car
» à peine ont ils rendu les derniers
» soupirs, du moins à ce qu'on croit,
» qu'on les transporte dans la salle
» des morts, où on les étend sur une
» tab'e de pierre jusqu'à ce qu'on les
» enseveliſſe. Or je laiſſe à penſer s'il
» y a des moyens plus efficaces, sur-
» tout l'hiver, pour achever d'étein-
» dre les reſtes de la vie d'un malade
» épuiſé quelquefois par la maladie
» & les remédes, & attaqué d'une
» affection ſoporeuſe qui eſt accom-
» pagnée d'un ſi grand rallentiſſe-
» ment de la circulation, qu'elle eſt
» devenue inſenſible. Auſſi ſuis-je
» perſuadé que le nombre de ceux
» qu'on enterre vivans, n'eſt pas auſſi
» grand qu'il le ſeroit, vû la préci-
» pitation avec laquelle on enterre,
» ſi l'on ne mettoit point en uſage

» ce moyen presqu'infaillible d'ache-
» ver ceux qui ne sont encore morts
» qu'imparfaitement. Il est défendu
» d'enterrer un mort encore chaud.
» C'est sur ce principe qu'à l'Hôtel-
» Dieu on met les corps sur des ta-
» bles de pierre. Mais peut-on tirer
» d'un principe aussi judicieux une
» conséquence aussi absurde ? Peut-
» on en conclure qu'il faille se pres-
» ser d'éteindre cette chaleur qui ne
» demande des égards pour un corps
» où elle se fait encore sentir, que
» parce qu'elle est un attribut,
» un signe de la vie ? Et pourquoi
» les malheureux, qui n'ont de res-
» source contre leurs maladies que
» dans la charité des hommes, sont-
» ils privés de la faveur équivoque
» de la loi qui ne veut pas qu'on
» donne la sépulture avant l'expira-
» tion des vingt-quatre heures. . . .
» Je suis persuadé, continue M.

» Bruhier, que dans toutes ces maifons, le plus invincible des obftacles
» eft la prévention & l'ufage; tirans
» d'autant plus impérieux, & d'au-
» tant plus abfolus, qu'ils devien-
» nent principes dans tout ce qu'on
» appelle communauté. »

Il eft bien aifé de prévenir dans
les Hôpitaux le malheur d'enterrer
quelqu'un fous de fauffes apparences
de la mort. Il ne s'agit que de commettre un Chirurgien à la vifite de
ceux qui font réputés morts, & que
les Infirmiers, Sœurs & Infirmieres,
ne puiffent enfevelir avant qu'on
leur ait affuré que la mort eft certaine. On peut ordonner que les mêmes précautions foient prifes chez
les particuliers de quelque rang &
qualité qu'ils foient. M. Bruhier avoit
prudemment conçu qu'il étoit néceffaire qu'on fît choix d'Officiers pour
faire la vifite des perfonnes réputées

mortes. Il seroit fort utile qu'un reglement portât injonction à la famille
ou au Maître de la maison où l'on
croit que quelqu'un est mort, d'en
donner avis sur le champ à l'Officier
préposé pour le quartier ; & que cette
injonction fut faite sous des peines
capables de fixer l'attention du
public.

Le reglement que M. Bruhier
avoit projetté pourvoit à toutes les
difficultés ; & fait voir beaucoup
d'avantages. L'Auteur ne s'est pas
contenté de dire qu'il faut faire défense aux Menuisiers, ou autres Ouvriers, de mettre aucun corps dans le
cercueil avant que l'Inspecteur ait
délivré le certificat dont il donne le
modéle ; que Messieurs les Curés ne
feront la levée d'aucun corps sans
avoir vû le certificat de l'Inspecteur ;
que ce reglement doit être lû, publié
& affiché dans toutes les Paroisses du
Royaume,

Royaume, qu'il doit principalement être lû aux prônes, &c. Il fait des observations beaucoup plus importantes, & qui font bien connoître que rien ne lui a échappé de ce qui pouvoit assurer, de la maniére la plus parfaite, l'exécution du reglement. Les Inspecteurs ne peuvent être choisis que parmi les Médecins & les Chirurgiens, » il y auroit peut-être » des inconvéniens, dit M. Bruhier, » à commettre pour la visite, ceux » qui ont traité les personnes répu- » tées mortes ; dans ce cas il fau- » droit au moins qu'on y joignit » l'Inspecteur d'un autre quartier. » Je crois qu'il seroit plus décent que celui-ci fit sa visite tout seul.

Le projet de M. Bruhier n'a été censuré que sur les points dont l'utilité est incontestable : aussi n'a-t-il pas eu de peine à résoudre les diverses objections qu'on lui a faites. On a dit que l'établis-

T

sement qu'il propose ne peut se faire
que dans les Villes. Mais par la raison qu'il ne pourroit pas être étendu aux Campagnes, privera-t'on les
Villes de l'avantage qu'il leur procureroit ? Et pourquoi ne pourroit-il
pas s'étendre jusqu'aux plus petits
Villages, si chaque Canton a plusieurs
Chirurgiens ? Au cas même qu'il en
manquât, ajoute M. Bruhier, le petit
honoraire certain que produira l'inf-
pection, fera que le nombre se mul-
tipliera.

Mais où prendra-t'on des fonds
pour payer les Inspecteurs ? Cette
question n'est pas la moins bien pla-
cée de toutes celles que M. Bruhier
s'est faites : il répond... que comme
il ne meurt point assez souvent du
monde dans chaque famille pour que
cette dépense devienne onéreuse, il
ne paroît pas qu'il y ait d'inconvénient à charger les particuliers de

l'honoraire des Inspecteurs, qui n'ex-
cédera jamais la dépense qu'auroient
causée quelques jours de maladie
de plus.

Enfin, Monsieur, la conservation
des hommes est un objet assez important pour mériter qu'on donne toute
l'attention possible à ce que M. Bruhier a proposé. Il n'est pas douteux
qu'on ne puisse tirer beaucoup de
fruit d'un pareil reglement. Ce sera
un moyen sûr pour connoître les
maladies contagieuses dès leur commencement, & par conséquent pour
prendre de bonne heure les mesures
les plus convenables pour en arrêter
les progrès. Les Inspecteurs, s'ils sont
d'ailleurs gens de mérite, seront à
portée de faire beaucoup d'observations intéressantes sur les sujets qu'ils
examineront ; peut-être auront-ils
occasion de sauver la vie à des personnes qu'on auroit enterrées sans

cette visite. De quelque côté qu'on envisage cet objet, l'on ne voit que des avantages, & nul inconvénient à faire un reglement général. Ceux qui seroient nommés d'abord aux places d'Inspecteurs, pourroient bien essuyer une petite épigramme, surtout si leurs talens étoient équivoques. Martial dans une occasion semblable en a fait une assez plaisante.

Nuper erat Medicus, nunc est vespillo Diaulus:
Quod vespillo facit, fecerat & Medicus.
Epig. Lib. I.

Vous voyez, Monsieur, en quoi consiste le bon mot. Il a été du goût de M. Boileau : voici l'épigramme qu'il a composée à l'imitation de celle de Martial.

Paul ce grand Médecin, l'effroi de son Quartier,
Qui causa plus de maux que la peste & la guerre,
Est Curé maintenant, & met les gens en terre.
Il n'a point changé de Métier.

Je suis très-parfaitement, &c.

MEMOIRES

SUR

LES NOYÉS,

Où l'on détermine , par de
nouvelles Expériences ,
quelle est la vraie Cause de
leur mort ; & quels font les
fecours les plus convenables
pour les rappeller d'une mort
apparente à la vie.

T iij

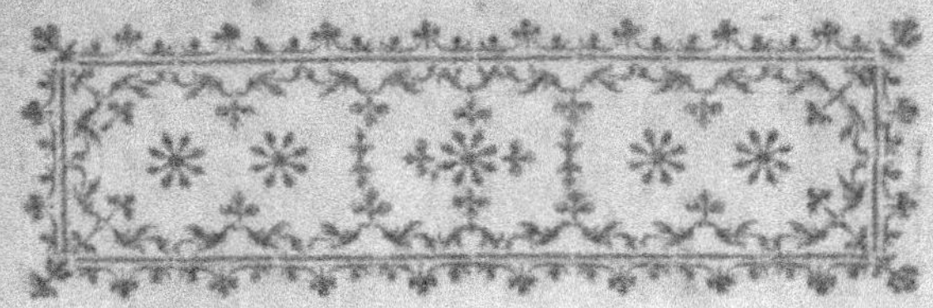

MEMOIRES

SUR LA CAUSE DE LA MORT

DES NOYÉS.

UN grand nombre de faits dont la vérité ne peut être révoquée en doute, assurent que des personnes qui avoient eu le malheur de tomber dans l'eau, & d'y rester plusieurs heures, ont donné, au moyen de différens soins assez long-tems continués, des signes qu'elles n'étoient pas réellement mortes. Les devoirs de l'humanité ne permettent donc pas qu'on abandonne ces infortunés. Mais la connoissance exacte & précise de la cause qui leur donne la mort, doit regler l'administration des secours qu'ils exigent. Sans cela l'application des moyens capables de les secourir ne se fera pas toujours avec assez de justesse ; & faute d'avoir suivi l'ordre qu'il convenoit de mettre dans l'usage des secours les mieux indiqués, l'on peut, avec beaucoup de zéle, rendre certaine une mort qui ne seroit qu'apparente.

La cause de la mort des Noyés a toujours été regardée comme une chose qu'il importoit fort de connoître : elle a mérité l'attention des Physiciens & des plus habiles Anatomistes : les occasions malheureusement trop fréquentes d'ouvrir des Cadavres de noyés, & la facilité de faire des expériences sur les animaux, permettent elles de croire qu'il y ait des doutes sur cette question. Qui croiroit que sur un point aussi facile à saisir,

& où il ne faut que des yeux pour connoître le vrai, les Auteurs n'ayent fait que des observations fausses ou peu exactes ? leurs raisonnemens ne s'accordent presque jamais avec leurs expériences; le jugement qu'ils portent est souvent contraire au témoignage de leurs yeux, & rarement d'accord avec celui de la nature.

La nécessité de l'entrée & de la sortie libre de l'air dans le poumon a fait croire que le défaut de respiration est la vraie cause de la mort des Noyés. M. Gauteron de la Société Royale de Montpellier, a fait à ce sujet des expériences très-curieuses, rapportées dans un Mémoire qu'il a lu à la séance publique de cette Compagnie le 17. du mois d'Avril 1728. M. Gauteron muzela un chien uniquement pour l'empêcher de mordre & non d'avaler : il fit une ouverture entre deux anneaux de la trachée artére * de cet animal. Il adapta à cette ouverture un tuyau d'argent qui se joignoit avec un autre tuyau de même espéce , par une bonne vis à écroue. Ces deux tuyaux joints ensemble faisoient environ quinze pouces de hauteur. On a plongé le chien ainsi accommodé à fond d'une cuve pleine d'eau , ensorte que le tuyau surmontoit l'eau de quelques pouces. Le chien a resté plus d'un quart d'heure dans cet état respirant toujours par le tuyau qui étoit adapté à sa trachée artére : après quoi il a été délié & mis en liberté. Le chien parut alors un peu étourdi par l'humidité & la froideur qu'il avoit contractées ; mais peu de tems après il a secoué les oreilles , & s'est sauvé en courant dès qu'il a senti qu'il étoit libre.

* La trachée artére est un tuyau cartilagineux situé au milieu de la partie antérieure du col qui donne passage à l'air qui entre & qui sort ~~de la poitrine~~ dans la respiration.

Cette expérience a été répétée plusieurs fois, elle a toujours réussi de
même, l'on en a conclu 1°. qu'elle
prouve démonstrativement que l'animal n'a pû être noyé, c'est-à-dire,
qu'il n'a pu mourir dans l'eau, tant
que sa respiration a été libre, 2°. que
les Noyés mouroient suffoqués comme ceux à qui on auroit bouché les
conduits de la respiration. Mais ces
conséquences ne peuvent se déduire
de l'expérience qu'on a faite. Peut-
on établir la cause de la mort des
Noyés d'après des expériences faites
sur des animaux qu'on n'a point
noyés ? Dès que l'air a pû entrer
& sortir librement du poumon dans
les animaux préparés à la méthode
de M. Gauteron ; la respiration a dû
se faire comme si ils eussent eu la
tête hors de l'eau : l'expérience est
donc sans application à l'égard des
Noyés ; & le raisonnement est en contradiction avec les faits.

Les Anciens croyoient que l'eau entroit en quantité dans l'estomach de ceux qui se noyoient. Les observations de Becker ont fait voir le contraire *, mais cet Auteur assure des choses qu'il n'a sûrement point apperçues. Il cite d'abord l'histoire d'un chien submergé depuis une heure, dont le bas-ventre parut gonflé, ainsi que l'estomach & les intestins, sans cependant qu'il s'y trouva une goutte d'eau, ce qui lui parut fort extraordinaire. Les poumons, dit-il, étoient gonflés de même *sans contenir d'eau*; ils s'affaisserent promptement lorsqu'on eut fait à la trachée artére une incision qui laissa à l'air la liberté de sortir.

On lit ensuite l'histoire d'un Paysan tiré de l'eau tout pourri au bout de quelques semaines. On fit

---

* V. Becker *de submersorum morte sine potâ aquâ.*

l'ouverture de l'intestin duodenum qui étoit très-gonflé; il n'en sortit qu'une liqueur chyleuse mêlée avec de la bierre dont ce malheureux avoit bû avec excès. Le gonflement de l'estomach faisoit soupçonner qu'il contenoit beaucoup d'eau, on n'y trouva pourtant qu'une chopine de liqueur qui ne sentoit que la bierre. Les poumons étoient si gonflés, qu'ils sortirent de la poitrine lorsqu'on eut ouvert cette cavité; mais leur gonflement, dit l'Auteur, se dissipa promptement quand on eut fait une incision à la trachée artére, dont il ne sortit que de l'air qui s'échappa avec bruit. Ils ne donnerent en les coupant par morceaux aucun signe d'humidité extraordinaire.

Il suffit de rapporter ces deux faits pour démontrer en quoi les observations de Becker sont défectueuses. Les poumons des Noyés sont excef-

sivement gonflés : c'est un fait incontestable. Ce gonflement ne vient
point de l'engorgement du sang dans
les vaisseaux pulmonaires ; c'est encore un fait constant & généralement reçu : il ne reste donc que l'extrême dilatation des bronches qui
puisse être la cause du gonflement
des poumons. Comment l'air pourroit-il entrer dans les bronches d'un
homme qui est submergé, & les dila-
ter au point où Becker dit l'avoir vû ?
L'examen du corps d'un Noyé prouve
qu'il meurt dans une inspiration violente ; l'élévation des côtes, le gonflement des hypocondres, la dilatation des poumons ne peuvent être
que l'effet d'une inspiration forcée.
Un homme caché sous la surface des
eaux peut-il inspirer de l'air ? Nous
avions conçû jusqu'à présent, après
M. Senac * que la trachée artére ne

* Histoire de l'Académie Royale des Sciences, année 1725. pag. 12.

pouvant recevoir que de l'air, s'irri-
toit à l'approche de l'eau, & entroit
en convulsion; ce qui faisoit périr les
Noyés faute d'air & de respiration.
Mais cet état convulsif de la glotte
ou de la trachée artére à l'approche
de l'eau, ne s'accorde point avec le
gonflement extraordinaire des poumons par la dilatation des bronches.
L'air ne peut pas les gonfler, puisque le sujet se noye dans l'eau: selon
Becker l'eau n'entre point dans les
poumons; d'où viendroit donc le gonflement de ce viscére? Quelle seroit
d'ailleurs la cause qui retiendroit l'air
que l'on suppose dans les bronches,
& duquel l'incision de la trachée permet la sortie? Cette derniere difficulté a fait impression sur l'esprit d'un
sçavant Professeur étranger. Nous
allons voir comment il explique des
faits supposés, par une nouvelle supposition.

M. Detharding prétend que dans les Noyés l'épiglotte s'abaisse , & qu'elle demeure exactement collée sur la glotte *. Tel est, suivant l'opinion de ce Professeur, l'obstacle que l'air retenu dans les poumons trouve à sa sortie. Il n'appuye cette allégation sur aucun fait qui lui soit particulier ; il ne dit pas que la dissection lui ait démontré ce qu'il avance sur la disposition de l'épiglot-te. L'idée que l'Anatomie nous donne de la structure & de l'usage de cette partie, ne permet pas de croire qu'elle puisse remplir la fonction qu'on lui attribue ici. L'épiglotte est un cartilage élastique qui ne couvre la glotte que dans un seul cas : c'est lorsqu'on avale. Semblable à une bascule, ce cartilage se baisse lorsque les alimens passent de la bouche dans

* La glotte est l'ouverture de la trachée artére.

l'œsophage

l'œfophage *. Alors la langue eſt tirée en arriére & en haut par l'action de pluſieurs muſcles, & ſa racine particuliérement eſt renverſée vers l'entrée de l'œſophage. Pour que dans les Noyés l'épiglotre couvrît exactement la glotte, il faudroit que leur langue ſe trouvât dans le même état où elle eſt dans l'inſtant que ſe fait la déglutition des alimens. Cette ſituation permanente de la langue ne peut être déterminée par aucune cauſe ; elle paroît repugner à la raiſon, & à l'expérience qui fait voir que les Noyés ont ſouvent la langue en dehors comme les pendus.

Le ſentiment de M. Detharding confirme celui de Becker. Cet Auteur donne des faits, & il aſſure qu'ils ſont le fruit de diverſes diſſections qu'il a faites ſur des Noyés.

* Conduit muſculeux qui s'étend de la bouche à l'eſtomach pour le paſſage des alimens.

V

Suivant ses observations, l'air qui gonfloit les poumons, & qui y étoit retenu, est sorti avec impétuosité dès que la trachée artére a été ouverte. Peut-on soupçonner la vérité d'une proposition avancée aussi positivement par un habile homme, qui a traité *ex professo* la matiére dont il s'agit, & qui cite sa propre expérience ? D'un autre côté, des raisonnemens suivis & conséquens, semblent montrer également l'impossibilité physique de ce que dit Becker, & de ce que M. Detharding a ajouté à cette opinion : le seul parti à prendre pour concilier les faits, pour démêler ce qu'ils ont de douteux, pour découvrir ce qu'il y a de vrai & de supposé dans ce que l'on a écrit au sujet des Noyés, étoit de faire de nouvelles épreuves. Des expériences faites avec exactitude ne pouvoient qu'être fort instructives, & la question me parut assez intéressante pour mériter d'être éclaircie.

Les premiers animaux que je sacrifiai à mes recherches leverent tous mes doutes sur l'abaissement de l'épiglotte. M. Detharding a supposé gratuitement cette obturation de la trachée artére par l'application de l'épiglotte sur la glotte. Ce ne fut pas le seul fruit que je tirai de mes premiéres expériences. En cherchant à vérifier ce que les Auteurs ont pensé sur la cause de la mort des Noyés, j'ai remarqué, comme plusieurs l'ont déja dit, qu'il n'entre point d'eau dans l'estomach. J'ai trouvé la pâte alimentaire assez séche dans l'estomach des animaux qui avoient mangé peu de tems avant que d'être submergés ; & je ne me suis jamais apperçu dans la répétition de mes expériences que ce viscére fut dans une disposition différente de celle où il auroit été, si j'eusse fait l'ouverture de ces animaux sans les noyer. On ne peut cependant pas dire que les personnes qui se noyent, ne boivent point d'eau ; mais l'eau qu'elles pourroient avoir buë ne peut être la cause de leur mort ; d'ailleurs la quantité qu'on en pourroit avaler seroit, comme quelqu'un l'a déja remarqué, moindre que celle qu'on boit naturellement pour se désaltérer dans l'état de santé.

En examinant les poumons des animaux que j'avois noyés, je crus appercevoir très-distinctement la cause de la dilatation des bronches ; il me parut que l'eau les avoit pénétrées, & qu'elles en étoient toutes remplies.

M. Littre avoit remarqué une eau écumeuse dans les poumons des

Noyés *; mais il ne crut pas devoir
en faire grand compte, sur ce que
les Pulmoniques, les Asthmatiques
& Hydropiques avoient le poumon
bien plus embarrassé qu'il ne croyoit
pouvoir l'être dans les Noyés par
cette petite quantité de liqueur. M.
Littre persista donc dans l'opinion
que les Noyés mouroient faute
d'air; c'est-à-dire suffoqués, comme
on le seroit entre deux matelats,
ou sous un tas de foin, &c. L'observation de M. Littre est en faveur de
l'entrée de l'eau dans les poumons;
& elle est d'autant moins suspecte,
que le jugement de l'Observateur y
est contraire. L'exemple des Asthmatiques, des Hydropiques & des Pulmoniques ne paroît cependant pas
autoriser ce jugement, puisque les
embarras que ces maladies causent

* Histoire de l'Académie Royale des Sciences, année 1719. pag. 26.

au poumon sont hors des bronches.
L'hydropisie de poitrine est un épanchement de limphe & de sérosités
dans cette cavité. L'asthme est produit par des tubercules dont le siége
est dans la substance spongieuse des
poumons ; & l'on sçait que dans la
pulmonie ou suppuration de ce viscére , dès que les matiéres purulentes
ont accès dans les bronches , il survient une toux qui tourmente le
Malade jusqu'à ce que ces matiéres
soient rejettées par l'expectoration.

Je répétai plusieurs fois l'expérience pour voir si je trouverois constamment de l'eau dans les bronches.
Bien convaincu de la vérité de ce
fait , je communiquai ma decou-
verte à quelques amis. Je noyai en
leur présence quelques chiens &
quelques chats. A l'ouverture de ces
animaux , on vit que les poumons
étoient gonflés ; je fis une incision

longitudinale à la trachée artére, & comprimant ensuite légérement la circonférence du poumon, je fis couler une partie de l'eau qui y étoit contenue. Je dis üne partie, car cel-le qui a pénétré jusqu'aux extrêmi-tés des bronches, se mêle intime-ment à l'air qui y est renfermé, & forme une écume qu'une plus forte action de la main fait passer sous la membrane extérieure du poumon.

Ces expériences, quelque claïres qu'elles fussent, ne donnerent pas d'abord une conviction parfaite de l'entrée de l'eau dans le poumon des Noyés. Cette eau écumeuse ne viendroit-elle point, me disoit-on, d'une abondante sécrétion de l'humeur des glandes bronchiques; ou bien d'une transpiration consi-dérable causée par l'effort du sang retenu dans les vaisseaux : un fait vint à propos pour détruire ces rai-

fonnemens qui d'ailleurs n'étoient
pas trop plaufibles. On nous apporta
un chien que-j'avois envoyé noyer
dans une eau fort bourbeufe , &
nous lui trouvâmes de la boue dans
la trachée artére ; ce qui établit fans
replique la réalité de l'entrée de l'eau
dans les poumons.

Si les perfonnes que j'avois préve-
nues paroiſſoient douter du fait contre le témoignage de leurs yeux, je
devois m'attendre à de plus fortes
objections de la part de celles qui
préoccupées de l'opinion commune ,
n'auroient ni fait ni vû les mêmes
épreuves. Je penfai dès-lors à faire
des expériences qui fuſſent pleinement démonſtratives, j'imaginai qu'il
feroit utile de noyer des animaux
dans des liqueurs colorées. Je verfai
fur le champ environ deux pintes
d'encre que j'avois fous la main ,
dans une fuffifante quantité d'eau
pour

pour submerger un chat. Je ne fus
point surpris en faisant l'ouverture
de la poitrine de cet animal de trouver les poumons gonflés & noirs,
comme s'ils eussent été gangrénés.
La cavité des bronches & la trachée
artére étoit pleine de cette eau noir-
cie par l'encre que j'y avois versée.
J'ai répété ces opérations dans de
l'eau teinte de différentes couleurs,
& ayant constamment remarqué que
la surface des poumons en étoit ta-
chée, la cause de la mort des Noyés
me parut démontrée ; & je crois pouvoir donner l'entrée de l'eau dans
les poumons comme un fait indubitable.

Les explications qu'on a données
pour prouver que l'eau n'entre point
dans la trachée artére n'ont pas besoin d'autre réfutation : cependant
j'ai voulu chercher la cause détermi-
nante de la pénétration de l'eau dans

X

les bronches. Il est certain qu'elle ne peut y entrer après la mort de l'animal ; il faudroit ignorer absolument le méchanisme de la respiration pour faire une objection de cette nature L'eau de l'amnios entre-t-elle dans le poumon du fœtus, quoiqu'il soit vivant ? Dès que la poitrine ne fait pas le mouvement nécessaire à l'inspiration, il ne peut rien entrer dans les poumons. J'ai tenu dans l'eau pendant plusieurs heures des animaux que j'avois fait étouffer auparavant, il n'est jamais entré une seule goutte d'eau dans leurs poumons.

Pour decouvrir précisément comment on se noye, je fis attacher un chien par les deux pattes de derriére avec le bout d'une ficelle de dix à douze pieds de long, & assez forte pour porter l'animal & un poids double du sien qui y étoit pareillement attaché. On jetta le chien ainfi préparé dans un réfer- voir bien nettoyé que j'avois fait remplir d'une eau très claire. En tenant à la main l'extrémité de la corde, je foutenois le poids de fa- çon que l'animal fitué perpendicu- lairement, avoit la tête deux ou trois pouces au deffous de la fur- face de l'eau, afin que je puffe ob- ferver facilement tout ce qui fe paffëroit. L'animal fe débattit beau- coup, il remuoit les pattes de de- vant, & faifoit des efforts pour na- ger. Après deux ou trois minutes de mouvemens inutiles, il fortit de fa poitrine beaucoup d'air, qui forma d'affez groffes bulles à la furface de l'eau : un inftant après, l'animal s'a- gitant toujours, il fortit de l'air en moindre quantité, mais un peu plus longuement, le chien fit enfuite la culbute, & parut mort.

X ij

Cette expérience que j'ai répétée plusieurs fois ne me laisse aucun lieu de douter qu'à l'instant que l'animal est submergé, sa poitrine ne reste dans l'état où elle étoit avant que de tomber dans l'eau. Mais la nécessité dont est la respiration l'oblige enfin à cesser de suspendre le mouvement de la poitrine. Par le mouvement d'inspiration, l'eau entre dans les poumons, & en chasse l'air qui y étoit renfermé. C'est la sortie de cet air qui forme les bulles qu'on apperçoit à la surface de l'eau.

Les précautions que prennent les Plongeurs avant de se jetter à l'eau ; & ce qui se passe en eux lorsqu'ils sont dans cet élément, prouvent ce que je viens d'avancer sur la façon dont on se noye.

A l'instant qu'un homme veut plonger, il fait une grande inspira-

tion, ferme sa bouche, & se pince
le nez pour retenir l'air que l'ouverture des narines, toujours béan-
te par le ressort des cartilages, lais-
seroit échapper. La nécessité de res-
pirer oblige le Plongeur, lorsqu'il
est dans l'eau, à lâcher peu à peu
l'air dont ses poumons étoient gonflés. Enfin lorsqu'il a autant expiré
qu'il lui a été possible, il est con-
traint de revenir à la surface de
l'eau pour y inspirer de nouveau :
il sent qu'il se noyeroit si quelque
obstacle l'empêchoir de venir inspirer un nouvel air. La grande inspiration que fait un Plongeur avant
que de se précipiter dans l'eau, retient le sang à l'entrée de l'artére
pulmonaire ; à mesure qu'il laisse
échapper l'air qui gonfloit les bronches, le sang pénétre par les rami-
fications de cette artére dans toute
la substance du poumon : il faut enfin
X iij

une nouvelle inspiration pour faire passer ce sang dans la veine pulmonaire qui le conduit au cœur. Je ne crois pas qu'on puisse contester, qu'en inspirant pendant l'immersion pour faire circuler le sang dans les poumons, on ne doive inspirer de l'eau ; puisqu'il n'y a aucun organe dans l'homme pour séparer l'air d'avec ce liquide : c'est précisément ce qui arrive dans ceux qui se noyent.

Ceux qui ont comparé les Noyés aux pendus & aux apoplectiques, ont été trompés par la ressemblance de quelques symptômes ; ou plutôt ils n'ont pas fait plus d'attention à ce qui pouvoit déterminer la mort dans les apoplectiques & dans les pendus, qu'ils n'en ont donnée à la cause qui fait périr les Noyés. Il est certain que ces Auteurs ont méconnu le caractére distinctif de ces différens genres de mort. Pour le prouver, il suffiroit de leur faire voir que la vie de tous les pendus ne cesse pas de la même maniére. En effet les uns meurent vraiment apoplectiques : la compression que la corde fait sur les veines jugulaires interrompt le cours de la circulation du sang, & cause l'engorgement des vaisseaux du cerveau. Cet embarras forme une apopléxie violente, laquelle est d'autant plus prompte, que les artéres plus profondément situées que les veines, sont moins soumises qu'elles à l'action de la corde ; ensorte que le retour du sang est empêché sans que les artéres cessent de le transmettre au cerveau. Personne n'ignore qu'une violente apopléxie ne soit une cause de mort subite. Il suffit pour la produire que les vaisseaux d'où partent les nerfs dont l'action est nécessaire aux fonctions vitales, soient engorgés.

Parmi les pendus il y en a d'autres qui périssent, dit on, par la compression de la trachée artére, faute d'air & de respiration. J'ai eu occasion de disséquer quelques corps de ces justiciés, je leur ai trouvé le larinx rompu & comme fracassé ; la structure de cette partie ne permet pas de croire qu'elle soit susceptible d'être comprimée au point d'interrompre le passage de l'air : enfin on trouve quelquefois une luxation des vertébres du col : ces différentes causes contribuent souvent ensemble à rendre la mort de ces malheureux & plus prompte & plus sûre. Mais l'on n'y voit rien qui ressemble à la cause de la mort des Noyés.

Ces recherches ont été lûes à l'Académie Royale des Scien-

ees *. MM. Morand & Bourdelin
que l'Académie avoit nommés pour
examiner mon Mémoire, ayant exi-
gé que je fisse des expériences en
leur présence ; ils m'ont fait l'honneur de m'en témoigner leur satis-
faction , & en ont rendu un compte
avantageux à l'Académie.

Je ne crois pas devoir m'étendre
ici sur l'utilité des connoissances qui
résultent de mes recherches. Elles
serviront à apprétier les différens
secours qu'on a proposés ou mis en
usage en faveur des Noyés ; & elles
fournissent des regles pour déterminer avec plus de certitude qu'on
ne l'a fait jusqu'à présent dans
les rapports en justice , si les personnes qu'on a tirées mortes de
l'eau y ont été jettées de leur vivant.

Nous examinerons avec soin ces

* Le Mercredi 18 Janvier 1748.

différens objets, si utiles à la Société, après avoir mis sous les yeux l'Ouvrage suivant, qui a été lû, publié & affiché par ordre du Roi en 1740. dans tous les lieux de son obéissance. M. Bruhier nous apprend dans sa Dissertation sur les signes de la Mort que cet Ouvrage a été rédigé par M. de Réaumur : c'est en faire suffisamment l'éloge.

AVIS

Pour donner du secours à ceux que l'on croit Noyés.

Dans les Villes, & même dans les lieux moins considérables, situés soit sur les bords des riviéres, soit sur ceux des lacs, soit sur ceux de la mer, il n'y a guéres d'année où on n'ait à regretter des hommes qui ont été noyés ; c'est ce qui n'est que trop certain, & qui est assez connu. Mais on ne sçait pas, & l'amour du genre humain ne permet pas de le laisser ignorer, que plusieurs de ceux qu'on retire de l'eau sans apparence de vie, seroient soustraits à une mort prochaine, si on leur donnoit les secours nécessaires, & pendant un tems assez long.

Après quelques tentatives de peu de durée, on regarde comme morts, & on laisse pour tels, ceux dont tout souffle de vie continue de paroître éteint, surtout s'ils ont restés long-tems dans l'eau, comme pendant quelques heures. Dans cette derniére circonstance, on ne daigne rien tenter en leur faveur. Des histoires rapportées par plusieurs Auteurs, ausquels nous devons croyance, prouvent cependant qu'on a sauvé la vie à des hommes qui avoient restés dans l'eau, & même

sous l'eau, pendant plusieurs heures, & que ce n'a été quelquefois
qu'au bout de deux heures qu'on a
eu des signes qui apprenoient qu'ils
n'étoient pas réellement morts. Les
bords escarpés de quelques lacs profonds de Suisse, occasionnent trop
fréquemment des chutes malheu-
reuses. Les bons succès qu'ont eus
les secours qu'on a donnés à des
hommes pêchés dans ces lacs, tantôt plutôt, tantôt plus tard, ont
été publiés dans différentes années
du *Mercure de Suisse*, & dans différens mois de chacune de ces années. On y a rapporté les moyens
dont on s'est servi pour ranimer des
hommes qui avoient perdu toute
apparence de vie, & on va les
retrouver décrits ici. Il seroit à
souhaiter qu'ils ne fussent ignorés
nulle part, qu'on pût répéter de
si charitables expériences toutes les

fois que l'occasion s'en présentera,
& qu'en les répétant, on découvrît
des pratiques encore plus efficaces
& plus sûres.

Autrefois tout ce qu'on croyoit
pouvoir faire de mieux pour l'in-
fortuné qu'on retiroit de l'eau, ou
au moins de plus pressé, étoit de le
pendre par les pieds ; mais depuis
que des dissections faites par de sçavans Anatomistes, ont appris que
des hommes qui ont perdu la vie
sous l'eau, en ont peu pour l'ordinaire dans leur estomach, moins
que s'ils eussent bû beaucoup volon-
tairement, il ne semble pas qu'il convienne de mettre le Noyé dans une
position qui seroit fâcheuse, dès que
les liqueurs auroient repris leur
mouvement ordinaire. Il peut pourtant arriver qu'il ait trop bû, &
pour sçavoir s'il est dans le cas, &
s'il y est pour lui faire rendre l'eau,

on le fait entrer dans un tonneau
ouvert par les deux bouts, qu'on
roule pendant quelque tems en différens sens. Cette pratique est même utile par rapport à d'autres
vues. On peut encore l'exciter à
vomir l'eau, en introduisant à diverses reprises une plume avec ses
barbes dans l'œsophage

Ap ès avoir ôté les habits au malheureux qu'on vient de retirer de
l'eau, au lieu de le laisser étendu
& tout nud sur le rivage, comme
on ne le fait que trop souvent, ce
qu'il y a de plus pressé, c'est de
l'envelopper de draps & de couvertures pour le mettre à l'abri des impressions de l'air froid, & pour commencer à le réchauffer.

Pour le réchauffer plus efficace-
ment, on le mettra ensuite dans un
lit dont les draps seront bien chauds,
& pendant qu'il y sera, on appliquera

fouvent fur fon corps des nappes &
des ferviettes chaudes.

On a l'exemple des Noyés fur
qui le foleil chaud & brûlant auquel ils ont été expofés, a produit
l'effet que les linges chauds ont fait
pour d'autres. Il y en a qui ont été
réchauffés dans des bains d'eau chaude ; mais on n'a pas toujours la
commodité de tenter ce dernier
moyen.

Il s'agit ici de mettre en jeu les
parties folides de la machine, afin
qu'elles puiffent redonner du mouvement aux liqueurs. Pour remplir
cette vûe, on ne laiffera pas le
Noyé tranquille dans fon lit ; on
l'y agitera de cent façons différentes ; on l'y tournera & retournera,
on le foulevera & on le laiffera re-
tomber, & on le fecouera en le tenant entre fes bras.

On doit auffi lui verfer dans la

bouche des liqueurs spiritueuses, &
c'est faute d'en avoir eu de telle
qu'on la vouloit, qu'en différentes
occasions on a versé dans la bouche
des Noyés de l'urine chaude, qui
a paru produire de bons effets. On
a prescrit une décoction de poivre
dans du vinaigre pour servir de gar-
garisme.

On cherchera aussi à irriter les
fibres intérieures du nez, soit avec
des esprits volatils, & avec des liqueurs ausquels on a recours dans
les cas d'apopléxie, soit en picotant les nerfs qui tapissent le nez,
avec les barbes d'une plume, soit
en soufflant dans le nez avec un
chalumeau, du tabac ou quelque
sternutatoire plus puissant.

Un des moyens ausquels on a eu
recours pour des Noyés qui ont été
rendus à la vie, a été aussi de se
servir d'un chalumeau ou d'une
canule

canule pour leur souffler de l'air
chaud dans la bouche, pour leur en
souffler dans les intestins, on l'a même introduit avec succès dans ceux-
ci avec un soufflet. Une seringue y
peut être employée, peut-être vau-
droit-il mieux employer la seringue
pour y porter des lavemens chauds
capables de les irriter, & propres
à produire plus d'effet que l'air qu'on
est plus en usage d'y faire entrer.

Mais tout ce qu'il y a de mieux,
peut-être, c'est de souffler dans les
intestins la fumée du tabac d'une
pipe. Un de nos Académiciens a été
témoin du prompt & heureux effet
de cette fumée sur un Noyé. Une
pipe cassée peut fournir le tuyau ou
chalumeau par lequel on soufflera
dans le corps la fumée qu'on aura
tirée de la pipe entiére.

Aucun des moyens qui viennent
d'être indiqués, ne doit être négligé

Ensemble ils peuvent concourir à produire un effet salutaire. Ils seront employés avec plus de succès quand la fortune voudra qu'ils le soient sous les yeux d'un Médecin qui se sera trouvé à portée. Si la fortune donne aussi un Chirurgien, on ne manquera pas de tenter la saignée, & peut-être est-ce à la jugulaire qu'elle doit être faite ; car dans les Noyés, comme dans les pendus, & dans ceux qui sont tombés en apopléxie, les veines du cerveau se trouvent trop engorgées de sang. Si les vaisseaux peuvent être vuidés, ils en seront plus en état d'agir sur la liqueur qu'ils doivent faire mouvoir.

Enfin quand les premiers remédes qui pourront être tentés, ne seront pas suivis de succès, ce sera probablement le cas où le Chirurgien pourra avoir recours à la Bronchotomie, c'est-à-dire à ouvrir la trachée artére. L'air qui pourra entrer librement dans les poumons par l'ouverture qui aura été faite au canal qui le leur fournit dans l'état naturel, l'air chaud même qui pourra être soufflé par cette ouverture, redonnera peut-être le jeu aux poumons, & tous les mouvemens de la poitrine renaîtront.

Mais de quoi doivent être sur-tout avertis ceux qui aimeront à s'occuper d'une si bonne œuvre, c'est de ne se pas rebutter si les premiéres apparences ne sont pas telles qu'ils le desireroient. On a l'expérience des Noyés qui n'ont commencé à donner des signes de vie, qu'après avoir été tourmentés pendant plus de deux heures. Quel-qu'un qui a réussi à ramener à la vie un homme dont la mort étoit cer-taine, sans les secours qu'il lui a donnés, doit être bien content des peines qu'il a prifes , & fi elles ont été fans fuccès , il fe fçait gré au moins de ne les avoir pas épargnées.

Quoique le peuple du Royaume foit affez généralement porté à la compaffion , & quoiqu'il fouhaitât de donner des fecours aux Noyés , fouvent il ne le fait pas , parce qu'il ne l'ofe. Il s'eft imaginé qu'il s'expoferoit aux pourfuites de la Juftice. Il eft donc effentiel qu'on fçache , & on ne fçauroit trop le redire , pour détruire le préjugé où l'on eft , que nos Magiftrats n'ont jamais prétendu empêcher qu'on tentât tout ce qui peut être tenté en faveur des malheureux qui viennent d'être tirés de l'eau. Ce n'eft que quand leur mort eft très-certaine , que des raifons exigent que la Juftice s'empare de leurs cadavres.

EXAMEN RAISONNÉ

*des différens secours qu'on a proposés
ou mis en usage en faveur
des Noyés.*

LE choix des moyens capables de rétablir les fonctions du corps humain lorsqu'elles sont dérangées, doit se tirer de la connoissance même des désordres ausquels on prétend remédier. L'expérience, ou plutôt le hazard, a prouvé qu'il étoit possible de rappeller d'une mort apparente à la vie des personnes qui avoient été submergées pendant plusieurs heures ; on ne peut donc employer trop de zéle pour tâcher de secourir les infortunés qui sont dans ce cas : mais les secours qui leur conviennent doivent être déterminés par la connoissance positive de l'état des Noyés. C'est faute d'avoir

connu cet état, qu'on a donné pour
utiles des moyens dangereux ; qu'on
a donné l'exclusion à d'autres qui
pourroient être utiles, qu'on a proposé indistinctement des procédés
indifférens avec ceux sur lesquels on
devroit le plus compter, & qu'on
n'a pas distingué, parmi les secours
utiles, ceux qui sont capitaux, de
ceux qui ne sont qu'auxiliaires ; c'est-
à-dire, de ceux qui sans être capables d'opérer le rétablissement des
fonctions lézées, sont néanmoins
nécessaires, parce qu'ils favorisent ce
rétablissement en procurant l'efficacité des secours essentiels.

La simple vûe d'un Noyé ne suffit pas pour faire juger des désordres que cause ce genre de mort.
L'élévation du sternum & des côtes,
le gonflement du ventre, l'eau écumeuse qu'on remarque autour de la
bouche & des narines, & la couleur

livide de la face ne présentent que
des symptômes équivoques pour juger de l'état des Noyés. Ces marques extérieures ont fait illusion à
ceux qui n'ont pas cherché à appro-
fondir par des recherches particuliéres quelle étoit la cause de ces
simptômes. Les rapports qui se font
journellement en Justice, à l'occasion des Noyés, ne sont pas différens de ceux qui se faisoient à ce sujet
il y a deux cens ans.»Si le Chirurgien
» est appellé, dit Ambroise Paré*,
» pour faire rapport d'un corps
» mort tiré hors de l'eau, pour sça-
» voir s'il a été noyé vif ou jetté
» dans l'eau mort. Les signes qu'il
» aura été jetté vif, sont qu'on trou-
» vera l'estomach & le ventre rem-
» plis d'eau, & sort du nez quel-
» que excrément mousseux, & par
» la bouche écumeux & baveux, &

* Traité des Rapports, Livre XXVIII.

» le plus souvent saignera du nez.
» D'abondant il aura l'extrémité des
» doigts & front écorchés, à raison
» qu'en mourant il gratte le sable
» au fond de l'eau, pensant prendre
» quelque chose pour se sauver, &
» qu'il meurt comme en furie &
» rage. Au contraire s'il a été jetté
» en l'eau mort, il n'aura aucune
» tumeur en l'estomach ni au ven-
» tre, parce que tous les conduits
» sont affaissés & étouppés, & *qu'il*
» *n'inspire plus*, & aussi n'aura mous-
» se au nez, ni bave en la bouche,
» ni vestige aux doigts ni au front;
» par quoi, selon ces signes, le Chi-
» rurgien pourra faire rapport fidéle-
» ment des corps morts trouvés en
» l'eau, s'ils ont été jettés morts ou
» vivans. »

On voit assez que ces marques
extérieures ne fournissent pas les
lumiéres nécessaires pour déterminer

si la submersion a été la cause de la mort; on s'est cependant tenu servilement attaché à ces idées ; elles font la base des jugemens que l'on porte encore fur les Noyés. Feu M. Devaux, Chirurgien de Paris, dans son Traité des Rapports, donne la formule suivante au fujet d'un corps trouvé noyé. . . » Nous Médecin &
» Chirurgien du Roi en son Châte-
» let, &c. de l'Ordonnance de M.
» le Lieutenant Criminel, &c. nous
» avons trouvé le ventre tendu &
» rempli d'eau, le bout de la plu-
» part des doigts écorchés, la face
» livide, le front escorié, la bouche
» écumante, & le nez rendant une
» morve fanglante & fpumeufe. Ce
» qui nous fait juger que ledit corps
» est tombé ou a été jetté dans
» l'eau encore vivant, où il s'est
» ensuite noyé. »

Ces marques ne font pas décisives,

les pendus & ceux qu'on a étouffés,
ont de même que les Noyés la face
boursoufflée & violette, la langue
épaisse, & on leur trouve un excrément écumeux & rougeâtre qui vient
de la bouche & du nez. L'excoria-
tion des doigts & du front ne sont
pas des accidens nécessaires; ainsi
si l'on jugeoit des Noyés par les
connoissances que nos prédécesseurs
nous ont transmises, nous aurions
des idées bien défectueuses de leur
état. Il ne présente que deux objets;
les poumons gonflés & remplis de
l'eau qui a été inspirée, & les vaisseaux du cerveau fort engorgés par
l'obstacle que la dilatation des bronches apporte à la circulation du sang.
Ce sont ces deux points qui doivent
fixer l'attention de ceux que la charité engagera à donner des secours
aux Noyés.

Depuis qu'on a reconnu que la

plupart des Noyés n'avaloient point d'eau, l'on a jugé qu'il n'étoit point nécessaire de les pendre par les pieds. Quand même il entreroit beaucoup d'eau dans leur estomach, la suspension seroit inutile pour la leur faire rendre ; ce prétendu secours n'a jamais été dicté par la raison : pour s'en convaincre, il ne faut que faire attention à la structure de l'œsophage, & à la méchanique de son usage.

Les matiéres fluides ou solides que la déglutition fait entrer dans l'œsophage, ne continuent leur route jusqu'à l'estomach, que par l'action de ce conduit musculeux. On sçait que sa structure est telle, qu'il s'élargit à mesure qu'il approche du ventricule, & que sa partie supérieure est fermée naturellement par le muscle œsophagien qui sui sert de sphincter. Le poids des matiéres

alimentaires ne contribue en rien à
leur descente, puisqu'elles passent
également de la bouche dans l'estomach lorsqu'on est couché. On voit
de plus des personnes qui boivent &
qui mangent, quoique leur corps
soit dans une position perpendicu-
laire la tête en bas. Les matiéres
une fois entrées dans l'estomach
n'en peuvent sortir que par le vomissement, & on sçait que cette action dépend principalement de la
contraction des muscles du bas-
ventre, & surtout de celle du muscle transverse. Il faut que cette contraction soit assez puissante pour
surmonter la résistance qu'apportent
la structure de l'œsophage, l'action
naturelle de ce conduit, la constric-
tion de son orifice supérieur, l'action des piliers du diaphragme entre
lesquels il passe, & la contraction
des fibres de son orifice inférieur ou

de l'entrée de l'eſtomach. La ſuſpenſion ne peut donc pas produire la
ſortie de l'eau qu'un Noyé auroit
avallée, puiſqu'en ſuſpendant le corps
on n'excite pas le mouvement des
parties dont l'action eſt néceſſaire
pour le vomiſſement.

La ſuſpenſion des Noyés n'eſt pas
un ſecours qui leur ſoit indifférent ;
quoique je l'aie trouvé inutile dans
les premieres épreuves que j'ai faites
pour juger de ſa valeur. L'eau que
l'inſpiration a attirée dans les bronches ſe mêle intimement à l'air qui
reſte dans les poumons après chaque
expiration : Il en réſulte un fluide
écumeux qui ne paroît formé que
de bulles d'air enveloppées d'une
ſurface très-mince de liqueur. Ce
fluide a par conſéquent peu de pé-
ſanteur reſpective. J'ai mis pluſieurs
fois des portions du poumon des
Noyés dans un vaſe plein d'eau , &

elles y surnagent, comme si les cellules bronchiques n'étoient gonflées
que par l'air. Ainsi le peu de poids
de la liqueur joint à son adhérence
aux parois des bronches, la rend
incapable de surmonter dans la suspension la résistance de l'air extérieur.

La premiére attention qu'on doit
donner aux Noyés, est de leur souffler de l'air chaud dans les poumons; je n'ai rien vû de si efficace
pour en procurer l'affaissement. J'ai
essayé ce moyen sur plusieurs animaux que j'avois noyés. L'action de
souffler dans les bronches les gon-
fleroit si elles étoient distendues par
l'air que l'on a supposé remplir
leur cavité. Au contraire l'air chaud
que l'on y introduit les affaisse;
parce qu'il détruit les cellules aqueu-
ses, & qu'il dégage l'air qui étoit
emprisonné dans les interstices de

l'eau qu'on infpire en fe noyant.
De la réunion des particules de l'eau,
il réfulte un affaiffement très-favo-
rable. On peut enfuite fufpendre
pendant quelques minutes le Noyé
par les pieds. La liqueur infpirée
ayant plus de denfité qu'avant l'infufflation, fon poids pourra en entraîner une petite quantité hors du
poumon. Il ne faut pas croire que
la fufpenfion plus long-tems conti-
nuée puiffe être utile : la trachée
artére peut être regardée, dans un
fujet fufpendu, comme le tronc d'un
arbre dont les rameaux bronchiques
font les branches. Les liqueurs, comme on fçait, ne péfent que fuivant leur
hauteur ; il ne peut fortir, dans la fufpenfion, que la colonne qui péfe fur la
trachée artére, ce qui eft la moindre
quantité ; les autres colonnes d'eau
diftribuées dans les différentes ra-
mifications des bronches n'ayant

aucune action les unes fur les autres, la fufpenfion ne peut en procurer la fortie.

L'avis de 1740. met au nombre
des fecours les plus efficaces qu'on
puiffe donner aux Noyés celui de
leur faire entrer de l'air chaud par
la trachée artére, » il redonnera
» peut-être le jeu aux poumons, &
» tous les mouvemens de la poitrine
» renaîtront ». La conjecture eft très-
judicieufe, mais l'on confeille de
faire préalablement l'opération de la
bronchotomie. Cette opération n'eft
point néceffaire pour faire entrer de
l'air chaud dans le poumon des Noyés.
L'air qu'on leur foufflera dans la
bouche paffera dans les poumons fi
l'on a la précaution de leur pincer
le nez, afin que cet air ne revienne
point par les narines. Le commencement de détente qu'on procure
par ce moyen eft très-avantageux,

quoiqu'il n'affecte que les organes paffifs de la refpiration, mais ce relâchement donne un premier branle à la machine, & eft une condition fans laquelle les autres moyens pourroient être inefficaces.

Il faut avoir l'attention de dépouiller les Noyés de leurs habits & de les envelopper d'un drap, d'une couverture ou d'un manteau pour les mettre à l'abri du froid. Il faut tâcher de les rechauffer extérieurement en les mettant dans un lit bien chaud, dans un bain d'eau chaude fi l'on avoit cette commodité; il eft bon de faire des frictions avec des linges chauds fur la furface extérieure du corps. Elles attireront le fang du centre à la circonférence, & elles préviendront la coagulation des liqueurs. Rien n'eft plus capable que les frictions d'exciter l'action des vaiffeaux, & de

donner du mouvement aux liqui-
des. C'est tout ce que l'on se propose quand l'on conseille de remuer
beaucoup les Noyés, de les agiter
& de les tourmenter en différentes
façons.

Pour ne pas perdre un instant
dans des extrémités si pressantes,
on peut avoir recours aux sternutatoires & aux émétiques. Il s'agit
de lever les obstacles qui s'oppo-
sent au cours du sang dans l'artére
pulmonaire, & de remettre en jeu
les organes de la respiration. Les
sternutatoires sont très - convenables pour produire cet effet ; &
pour en débarrasser les bronches
de la liqueur étrangére qui y est
contenue. Personne n'ignore la dé-
pendance mutuelle qu'il y a entre
les narines & le diaphragme: ainsi
les remédes capables de procurer
l'éternuement seront très - utiles ,

puifqu'ils excitent l'action du diaphragme qui eſt un des principaux
agens de la reſpiration. On irritera
donc les fibres intérieures du nez ,
» ſoit avec des eſprits volatils, ſoit
» en picotant les nerfs qui tapiſſent
» le nez avec les barbes d'une plu-
» me , ſoit en foufflant dans le nez
» avec un chalumeau , du tabac ou
» quelque ſternutatoire plus puiſ-
» ſant. »

Les émétiques peuvent procurer
le dégorgement du poumon. On
connoît les bons effets que produit
l'adminiſtration de ces remédes dans
certaines fluxions catharreuſes qui
menacent de ſuffocation ; ce cas eſt
analogue à l'embarras du poumon
dans les Noyés , puiſque dans cette
maladie les bronches ſont engorgées
d'une limphe excrémenteuſe que
l'action des muſcles du bas-ventre
&c du diaphragme , excitée par l'irri-

tation d'un vomitif, fait rejetter.
Le vomissement peut, par la même
raison, procurer le dégorgement des
bronches des Noyés. Dans cette vûe,
on peut irriter avec une plume le
fond du gosier : les chatouillemens
qu'on causera à cette partie pourront exciter le vomissement ; mais
il faut bien se donner de garde de
» verser dans la bouche d'un Noyé
» qui ne donne aucun signe de vie ,
» des liqueurs spiritueuses, ou à leur
» défaut de l'urine chaude : ni le gar-
» garisme avec la décoction de poi-
» vre dans du vinaigre. »

Ces moyens sont non-seulement
inutiles, mais ils sont très-dangereux :
on ne doit rien mettre dans la bouche
d'un homme qui ne peut pas avaller. Les liqueurs dont on fait usage
dans ces occasions , en se glissant
dans la trachée artére, sont capables de causer la mort. Les obser-

vations de M. Littre rapportées dans les Mémoires de l'Académie Royale des Sciences, année 1718. en fournissent la preuve.

De tous les secours que l'on peut donner aux Noyés, il n'y en a point dont on doive faire plus de cas que de leur souffler de la fumée de tabac dans les intestins. Ce moyen a produit dans différentes occasions les effets les plus heureux : je l'ai expérimenté sur beaucoup d'animaux que j'avois noyés, & j'ai presque toujours réussi à les rappeller à la vie, lorsque je n'ai pas trop différé à leur donner ce secours. Il y a des exemples du prompt & heureux effet de cette fumée sur les hommes. Les avantages de ce remède dans le cas dont il s'agit, & l'utilité dont il peut être dans beaucoup d'autres circonstances, me portent à faire connoître ici la méthode d'introduire aifément cette fumée. C'eft bien mériter du public que de lui faciliter l'ufage des chofes qui peuvent lui être falutaires.

L'avis fur les Noyés donne des éloges à la pratique d'introduire la fumée du tabac dans les inteftins. » Une pipe caffée, dit on, peut » fournir le tuyau ou chalumeau » par lequel on foufflera dans le » corps la fumée qu'on aura tirée de » la pipe entiére. »

Ces expreffions ne femblent pas donner une idée nette de l'opération. Faudra-t-il, chaque fois qu'on voudra fouffler la fumée qu'on aura dans la bouche, mettre le tuyau dans l'*anus* ? Cela feroit au moins fort incommode pour l'opérateur. Il feroit plus convenable de laiffer le tuyau en place & d'en boucher l'orifice externe pendant qu'on tireroit de nouveau de la fumée de la pipe.

Cette opération eft longue , & elle
ne produit pas le même effet que
fi la fumée étoit pouffée immédiatement de la pipe & fans interruption. M. Bruhier nous a donné une
obfervation *, où l'on voit que cette infufflation immédiate a été pratiquée. Une femme en traverfant la
riviére de Seine dans un batelet vis-
à-vis Paffy , tomba dans l'eau , &
en fut retirée fans connoiffance. On
la réputoit morte : un Soldat » paf-
» fant la pipe à la bouche, dit au
» mari de feicher fes larmes , & que
» dans peu fa femme feroit vivante
» puis donnant fa pipe au mari, il
» lui dit de lui en introduire le
» tuyau dans l'anus , & d'y fouffler
» de toutes fes forces la fumée en
» mettant dans la bouche le four-
» neau couvert d'un papier percé
» de plufieurs trous. A la cinquiéme

* Tome II. pag. 185.

» gorgée de fumée, on entendit dans
» le ventre de la femme un grouil-
» lement confidérable, elle ren-
» dit de l'eau par la bouche, & un
» moment après la connoiffance lui
» revint. »

La chaleur du fourneau de la pipe
ne permet pas qu'on la tienne auffi
long-tems dans la bouche qu'il le
faudroit. L'infufflation eft fouvent
interrompue dans cette méthode ,
affez défagréable d'ailleurs, par la
néceffité d'avoir la bouche près du
fondement d'une perfonne. Le motif, fi l'on veut, annoblit la chofe,
mais il n'en ôte pas ce qu'elle a de
déplaifant. Thomas Bartholin * qui
écrivoit au milieu du dernier fiécle ,
nous apprend que plufieurs perfonnes fe donnoient elles-mêmes des
lavemens avec la fumée du tabac
par le moyen de deux pipes allu-

* *Hift. Anatom. Cent.* vj. *Hift.* 66.

mées.

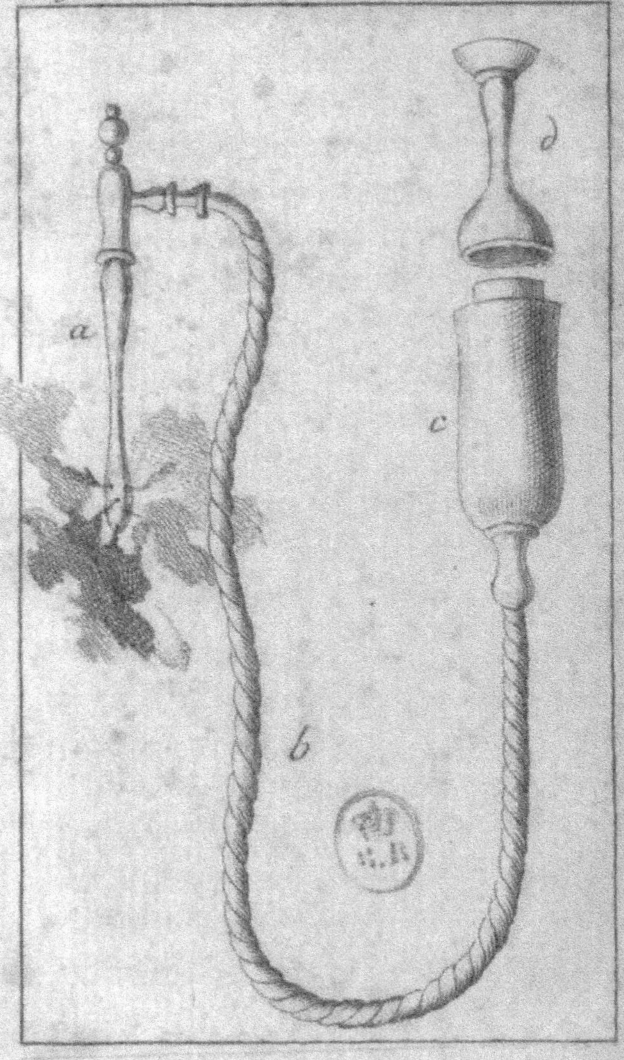

mées. Le tuyau d'une de ces pipes
se mettoit dans l'*anus* , on les a-
bouchoit par leur fourneau, & l'on
souffloit par l'extrémité du tuyau de
l'autre pipe. L'on ne tarda point à
perfectionner une opération que l'on
regardoit dès-lors comme fort utile.
Les Anglois inventerent un instru-
ment très-commode dont Bartholin
donne la figure & la description.

Cette machine est composée d'une
canule (*a*), d'un tuyau fléxible fait
avec du cuir roulé & maintenu par
un fil de laiton tourné en spirale (*b*),
d'une boëte d'yvoire ou de bois (*c*),
dont le couvercle est surmonté dans
son milieu d'un tuyau de deux ou
trois pouces de longueur (*d*); ce
tuyau est percé dans toute sa longueur de même que le couvercle
dont il est une continuité, & son
extrémité ressemble à l'embouchure
d'une trompette. La boëte doit être

doublée de fer blanc, & avoir ainfi
que fa doublure un trou pour le paffage de la fumée dans le tuyau de
cuir.

J'ai fait faire cette machine fur
celle que m'avoit prêtée un Chirurgien d'Hambourg qui étoit à Paris
il y a quelques années. Il fe pro-
curoit la liberté du ventre deux ou
trois fois par femaine avec cet inftrument. La boëte contenoit deux
onces de tabac. Il en mettoit à moitié, c'étoit fa dofe ordinaire; il dou-
bloit quelquefois par récréation,
comme ceux qui ont du goût à tirer
la fumée du tabac par la bouche.

L'ufage de cet inftrument eft devenu commun en Hollande, où il
a été perfectionné par M. Muffenbroeek. M. Henderik Labée, Chirurgien à Rotterdam a eu la bonté
d'aller à Leyde à ma priére pour voir
la machine de M. Muffenbroeek;

il me mande que la différence qui se trouve entre cette machine & celle qu'il a vue chez moi , c'est que dans celle de Leyde la boëte où l'on met le tabac & le feu, se monte par une vis à la partie inférieure du tuyau de cuir ; elle est près de l'anus : par ce moyen la fumée ne parcourt pas toute l'étendue du grand tuyau , & elle entre plus chaudement dans les intestins. Il y a de plus dans cette boëte un espace qui reçoit la fumée , ensorte que quand on cesse de souffler par le tuyau de cuir, afin de reprendre haleine , la fumée ne remonte point à la bouche ni au nez du souffleur , comme cela arrive avec la machine ordinaire ; mais c'est un petit inconvénient.

L'irritation que causent aux intestins la chaleur & l'âcreté du tabac, produit un effet admirable sur les Noyés : mais la saignée, si on peut la faire préceder, assurera le succès de l'opération de la fumée du tabac. La saignée ne doit pas être regardée comme un secours acceſſoire, elle est eſſentiellement indiquée pour débarraſſer le cerveau qui eſt le premier mobile de l'œconomie animale. On ne peut ſaigner trop promptement un Noyé. M. Bruhier qui a recueilli avec tout le zéle imaginable ce qui a été dit avant lui ſur les Noyés, aſſure que M. Silva conſeilleroit la ſaignée du pied, & M. Tralles celle de la jugulaire. Il ne prend point de parti, ne voulant point, dit il, décider en faveur de l'un & de l'autre de ces deux Auteurs. Cette déciſion paroît néanmoins auſſi utile, qu'elle eſt peu embarraſſante. Il eſt queſtion de dégager les vaiſſeaux du cerveau ſuffoqués par l'abondance du ſang qu'ils contiennent, c'eſt ce que la ſaignée du pied ne peut

opérer dans le cas où font les Noyés ;
je fuis perfuadé que M. Silva en con-
viendroit avec moi contre l'opinion
de M. Bruhier. Il penfoit que l'ouverture d'une veine attiroit le fang
en plus grande quantité dans l'artére
qui lui répond, & que cette déter-
mination du fang vers la partie que
l'on faigne, le détournoit des parties
qui le reçoivent par des vaiffeaux
oppofés. Telle eft la doctrine de M.
Silva. Je ne prétends pas faire d'objections contre cette hypothèfe * ;
mais prouver qu'en admettant le
fyftême de la révulfion, comme M.
Silva l'avoit conçu, il n'eft pas poffible de propofer la faignée du pied
pour défemplir les vaiffeaux du

---

* Elle eft abfolument renverfée par les
raifons que lui a oppofées M. Quefnay,
Médecin confultant du Roi, Secrétaire Vé-
téran de l'Académie Royale de Chirurgie,
dans fon Traité de l'ufage des faignées, chez
d'Houry, 1742.

cerveau des Noyés. Cette saignée
y seroit absolument inutile. En effet
l'embarras dont il est question est
bien différent des dispositions in-
flammatoires contre lesquelles M.
Silva croyoit devoir prescrire ex-
clusivement la saignée du pied. Dans
cette derniére circonstance, l'engorgement du sang est dans les extrémités artérielles ; & dans les Noyés,
l'embarras primitif se trouve dans
les troncs veineux. Empêcher le sang
des Noyés de se porter à la tête ;
c'est ce que M. Silva se seroit proposé en les faisant saigner au pied ;
& cela auroit été ridicule. L'indica-
tion qu'il faut suivre, (& celle qu'il
auroit sans doute suivie,) c'est de
débarrasser les vaisseaux du sang
que la dilatation forcée du poumon
des Noyés rétient dans les troncs
veineux ; c'est ce que la saignée de
la jugulaire opére avec tout le succès

possible. Elle produit dans ce cas une évacuation locale qu'on ne peut mieux comparer, quant à son effet, qu'aux incisions que l'on fait aux parties excessivement enflammées, afin de prévenir la mortification que le croupissement des sucs y occasionneroit. C'est en faveur de la saignée de la jugulaire que l'Académie des Sciences paroît s'être décidée dans l'Avis imprimé en 1740. L'utilité de cette saignée est démontrée par l'expérience & par la raison qui font voir que la saignée du pied seroit tentée inutilement, & qu'elle n'est pas praticable sur les Noyés.

Le 3. Avril 1746. je fus appellé à neuf heures du matin pour voir un pauvre homme qu'on venoit de retirer de la riviére près de l'Hôpital de la Salpétriére, dont j'étois alors Chirurgien principal. Entre différens

ſecours que je mis en uſage pour
ſoulager cet homme, j'eſſayai la ſaignée du pied ; il ne ſortit que quelques gouttes de ſang, quoique la
veine qui étoit fort groſſe eut été
bien ouverte. La ſaignée de la jugulaire ſe fit ſans ligature, le ſang
ſortit très-bien, & le ſujet donna
des marques de vie après cette
ſaignée.

J'ai parlé dans les Lettres ſur la
Certitude des ſignes de la Mort *
d'une femme qui s'étoit jettée dans
un puits. J'étois préſent lorſqu'on
l'en retira. Son viſage étoit extrêmement livide, & les veines jugulaires étoient fort dilatées. J'y fis
une ouverture du côté qui ſe pré-
ſenta le plus commodément. Je laiſ-
ſai ſortir environ une livre de ſang.
Le viſage changea conſidérablement ;
de livide qu'il étoit, il devint d'un

* Voyez pag. 133.

rouge

rouge brun. Quoique le fang conti-
nuât de fortir avec beaucoup de
facilité, je crus devoir ceffer. Je fis
appliquer le bandage par un de mes
Eleves ; je craignois de caufer un
relâchement trop fubit par une évacuation plus abondante. On def-
habilla cette femme, je la fis envelopper d'abord dans des linges bien
chauds ; on fit enfuite des frictions
avec des ferviettes chauffées , &c.
Une heure après je voulus faire une
faignée du pied pour me confirmer
dans ce que l'obfervation précédente
m'avoit fait appercevoir ; toutes les
tentatives furent inutiles, l'ouverture
du vaiffeau ne put fournir de fang.
On eut recours à la jugulaire, dont
je fis tirer avec toute la facilité poffible , par la même incifion, & fans
ligature, autant de fang qu'à la premiere fois. Le vifage prit encore une
nuance plus claire par l'effet de cette
faignée.   B b

Ces deux observations font décisives fur l'efficacité de la faignée de la gorge pour dégager la tête dans les Noyés; elles ne prouvent pas avec moins d'évidence l'inutilité qu'il y a de tenter la faignée du pied, puisqu'il est impossible d'en tirer du fang : la raison en est bien claire. Le cours du fang dans les veines dépend principalement de l'impulsion qu'il reçoit du cœur, & de la contraction des artéres. Mais dans ceux que l'on croit noyés, & qui sont morts en apparence, les mouvemens du cœur sont foibles, la circulation du fang ne se fait plus que dans les plus petits vaisseaux qui sont à la proximité du cœur. Ce viscére qui est le premier agent de la circulation ne reçoit point du cerveau les fecours nécessaires pour son action, parce que ce premier mobile est lui-même embarrassé. L'irradiation des esprits est languis-

fante, elle suffit à peine pour entretenir les frémissemens du cœur, & elle
ne s'étend point jusqu'aux artéres des
extrémités * ; de-là vient l'impossibilité de tirer du sang du pied, & même
du bras. Ces raisons n'ont pas lieu
contre la saignée du col : car les veines jugulaires, & toutes leurs rami-
fications, sont violemment distendues
par le sang qui les engorge. La tension des tuniques, & l'action de l'air
extérieur, suffisent dans ce cas pour
faire couler le sang par la premiére
issue qu'on lui ouvre.

La saignée de la jugulaire en déga-
geant le cerveau, remédie à un accident fort urgent : elle doit contribuer
beaucoup à l'efficacité des remédes
sternutatoires, & à l'opération des
secours qui conviennent essentielle-
ment pour débarrasser les bronches

*C'est par ces raisons que la syncope suspend
les hémorragies, celles même qui viennent
de l'ouverture d'une artére assez considérable.

de la liqueur étrangere qui les diſtend.
Il eſt aiſé de les affaiſſer juſqu'à un
certain point en ſoufflant de l'air
chaud dans leur cavité : c'eſt le premier ſecours que nous avons cru devoir indiquer; & peut-être eſt-il des
circonſtances où le ſuccès de tous les
autres ſecours doit être déterminé
par un commencement de détente,
que ce moyen procure.

Je ne m'arrêterai point ici à combattre l'opération de la bronchotomie. L'on voit aſſez que cette opération ne doit être d'aucune utilité
aux Noyés. Ceux qui ont propoſé
de leur ouvrir la trachée artére
croyoient que l'air retenu par une
violente inſpiration, étoit la cauſe
de la dilatation du poumon des
Noyés. Ils ont cru en conſéquence
que cette opération procureroit l'af-
faiſſement de ce viſcére. M. Heiſter
conſeille cette opération d'après M.

Detharding ; mais il veut que l'ouverture de la trachée artére serve à
souffler de l'air dans le poumon, quoique , suivant le Professeur Danois , la
bronchotomie ne soit proposée qu'afin
de donner issue à l'air que l'abbaisse-
ment opiniâtre de l'épiglotte retient
dans les poumons. Cet abaissement
est une supposition gratuite ; l'opération de la bronchotomie est donc inutile, c'est ce que je dis à M. Detharding.
Pour faire entrer de l'air dans les poumons , l'opération de la bronchotomie est encore inutile ; c'est ce que
j'oppose à l'autorité de M. Heister :
tous ceux qui voudront se donner la
peine de lire ce que ces deux Auteurs
ont écrit , & celle de répéter les expériences que j'ai faites, verront qu'en
expliquant la cause de la mort des
Noyés , & la nature des secours qui
conviennent à leur état , ils ont donné plus de carriére à leur imagination,

que d'attention au rapport qu'il doit y avoir entre les désordres & les moyens de les réparer, & que leur doctrine n'est appuyée sur aucun fait. M. Bruhier qui n'a presque rien mis pour son compte dans toutes ces questions, & qui s'est contenté de rapporter tout ce qu'il a sçu avoir été dit sur les matiéres qu'il traite, ne laisse pas de sentir dans cette occasion que le Professeur Allemand n'est pas d'accord avec le Docteur Danois : on peut voir comment il les concilie *.

Lorsqu'on a réussi à faire donner des signes de vie à un homme dont la mort auroit été certaine sans les secours qu'on lui a procurés, on doit encore le considérer comme attaqué d'une maladie grave qui peut exiger la continuation des secours de l'art. Quelques Auteurs prétendent que lorsqu'un Noyé a jetté un soupir, ou

* Pag. 209. du second Tome du Traité de M. Bruhier.

qu'il a donné le moindre signe de vie,
on est sûr de le soustraire à la mort,
en continuant à l'échauffer par dehors & par dedans. Ces moyens peuvent être insuffisans. Le rétablissement des mouvemens de la respiration ne fait pas rejetter par la bouche
toute la liqueur qu'on inspire en se
noyant ; les parois de la poitrine n'a-
gissent point assez fortement sur la
surface des poumons. J'ai réussi beaucoup de fois à rappeller d'une mort
apparente à la vie, des chiens & des
chats que j'avois noyés ; ils conti-
nuoient d'avoir la respiration gênée
pendant plusieurs heures ; elle deve-
noit moins difficile par dégrés. J'en
ai ouvert à des tems différens après
le rétablissement de l'action de la poitrine, & j'ai remarqué que les poumons étoient plus ou moins embar-
rassés, selon que ce tems avoit été plus
ou moins long. Au bout de deux heu-

B b iv

res, les bronches contenoient encore environ la moitié du fluide qui avoit été inspiré. Ces expériences indiquent l'administration des potions expectorantes émétisées, l'usage de l'oximel scillitique, &c. après qu'on aura mis le malade en assez bon état pour avaler ces remédes.

L'ouverture des corps de quelques Noyés sembloient m'avoir fait voir que l'eau qu'ils avoient inspirée pouvoit s'épancher dans la cavité de la poitrine, en sortant des pores du poumon par transudation.

Il y avoit environ un demi-septier d'eau épanchée dans chacune des deux cavités de la poitrine de l'homme dont j'ai parlé pag. 287. il avoit recouvré l'usage de sa respiration, & malgré l'épanchement, les poumons étoient plus gonflés qu'ils ne le devoient être naturellement.

J'ai trouvé deux verres de sérosités

épanchées dans la poitrine de la femme, qui au moyen d'une respiration
insensible a vécu sept heures après
avoir été retirée du puits où elle avoit
été submergée pendant une demie
heure. Ses poumons étoient excessivement dilatés.

Le 2 Février 1745. je fis l'ouverture du cadavre d'une fille âgée de 23
ans, qui pour éviter une correction
qu'elle ne croyoit pas convenir à son
âge, s'étoit jettée dans le même puits
où s'est noyée la femme dont je viens
de parler. Elle avoit restée plusieurs
heures sous la surface de l'eau, & y
étoit véritablement morte. Ses poumons étoient très-gonflés, & il n'y
avoit pas une seule goutte d'eau dans
la cavité de la poitrine. Cette observation comparée aux deux précéden-
tes, semble prouver que dans ceux
d'entre les Noyés qui survivent à leur
accident, il se fait un épanchement

dans la poitrine. Ce point étoit assez
important pour mériter qu'on le véri-
fiât : car si cet épanchement avoit lieu,
il seroit la cause de la difficulté de res-
pirer qu'on remarque lorsque la respiration se rétablit ; & l'opération de
l'empyeme pourroit devenir un secours consécutif utile à ceux qu'on
auroit rappellés à la vie. Pour éclaircir
cette difficulté, il falloit noyer des
animaux ; les rappeller à la vie, & les
ouvrir ensuite tout vivans. C'est ce
que j'ai fait, & je n'ai jamais trouvé
dans ce cas qu'il y eut épanchement
entre les poumons & la plevre. Il est
probable que celui que j'ai observé se
fait de la même maniére que l'épanchement du péricarde, où l'on ne trouve aucune liqueur à l'ouverture des
animaux vivans ou de ceux qui viennent de mourir. De la plevre & de la
membrane extérieure du poumon, il
exude continuellement dans l'état na-

turel , une humeur qui rend gliffantes les furfaces de ces membranes ; c'eft fans doute cette matiére qui produit l'épanchement que l'on trouve, & qui ne fe fait qu'à la mort.

Nota. M. Bruhier avoit mis la Thèfe de M. Winflow fur les fignes de la mort à la tête du premier volume de fon Ouvrage fur l'incertitude de ces fignes. Dans la feconde édition de ce premier Volume, il a fupprimé cette Thèfe. Comme je l'indique, & que j'y renvoye plufieurs fois, j'ai cru devoir la mettre ici, afin » de ne pas priver le » public de la fatisfaction que procu- » re une lecture où l'on trouve réuni » le double mérite d'un ftile égale- » ment précis & concis ; » c'étoit le motif qui avoit porté M. Bruhier à la placer dans fa langue originale , au commencement de fon Ouvrage, qui alors ne devoit être qu'une fimple traduction de cette Thèfe.

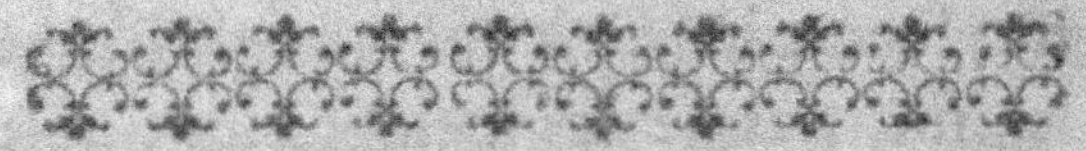

AN MORTIS INCERTÆ

Signa minùs incerta à Chirurgicis,
quàm ab aliis experimentis ?

I.

*MORS certa ; mors incerta.
Moriendum esse , certum omnino ; mortuum esse incertum aliquando. E feralibus involucris , è
feretris , imò è tumulis evasisse quam
plures , decessisse creditos , compertum est. Compertum itidem , præ-
cipitanter humatos non nisi præpos-
teram obiisse mortem , morte eorum ,
quos funis ac rota necant , multò
magis horrendam. Compertum præterea , præfestinatæ anatome tradi-
tos , nondum finitæ vitæ notas ipso
plagæ funestæ momento dedisse mani-
festissimas , pudore scrutatoris incauti*

LES ÉPREUVES CHIRURGIQUES
donnent-elles des signes ~~plus~~ certains d'une mort douteuse, que les autres expériences?

I.

RIEN de si certain que la Mort, puisqu'elle est inévitable; rien de si incertain, puisque des personnes réputées mortes, & qu'on avoit ensevelies, sont sorties de leur cercueil & même de leur tombeau. Combien de gens y sont morts, pour avoir été enterrés avec trop de précipitation; sort bien plus affreux sans doute que celui des misérables livrés aux derniers supplices. Il y a des exemples de personnes qui ont donné des marques certaines de vie à l'instant qu'un Anatomiste imprudent, portant sur elles un fer meurtrier, se couvroit de honte,

maximo, maximâque familiæ supersti-
tis indignatione comitatas. Fabulan-
tur, ais, qui talia narrant. DUNS
SCOTUM in tumulo momordiſſe
brachia ; idemque ZENONI Impera-
tori, poſt iteratos, & ab excubantibus
auditos ejulatus accidiſſe ; nugas
opinaris. Tranſeant hæce, licebit.
Non licebit itidem teſtes repudiare
probatiſſimos, integerrimos, oculatos,
imò etiamnùm superſtites. Profectò,
inquit æſtimatiſſimus Jatrophilorum
Mæcenas, ac Pontificis Maximi ſel.
record. CLEMENTIS XI. Archiater
LANCISIUS * non ex aliorum duntaxat hiſtoriis nobis innotuit, multos, qui deceſſiſſe credebantur, vel
prope ſepulchra evigilâſſe, ſed & noſ-
tro etiam experimento idipſum re-
cordamur in viro nobili, adhuc vi-
vente, qui viginti ante annos, cùm
ei juſta perſolverentur in templo,

* *De mort. ſubit. L. I. C. 15. N. 2.*

& excitoit l'indignation de toute une
famille. Direz-vous que tout cela eft
fabuleux ? Croyez-vous qu'il foit faux
que Scot fe foit rongé les bras dans
fon tombeau , & que l'Empereur
Zenon en ait fait autant après plufieurs gémiffemens que fes Gardes
ont entendus. Je le veux bien ; mais
réjetterez-vous le témoignage irré-
prochable de gens dont la probité reconnue égale les lumiéres & le difcer-
nement ? Ecoutez l'illuftre Lancisi,
premier Médecin du Pape Clement
XI. *Ce n'eft pas* , dit-il, *par de fim-*
ples oui-dire que j'ai fçu que plu-
fieurs perfonnes que l'on alloit en-
terrer , ont donné des fignes qu'elles
étoient vivantes ; j'ai vu , il y a
environ vingt ans , un gentilhomme
qui vit encore , à qui le fentiment &
le mouvement font revenus dans
l'Eglife , pendant le fervice qu'on
chantoit à côté de fon corps ; ce qui

ad motuum senfuumque munia , omnium cum terrore, magis quàm admiratione redivit. Juvenis quidam, *refert consultiffimus ille Romanorum Medicus* P. ZACCHIAS[*] in Archihofpitali S. Spiritûs.....pefte correptus eft, ex cujus violentiâ in fyncopen lapfus pro mortuo elatus eft, ejufque corpus inter cadavera pefte fublata ejectum, cum quibus dum vefpillones parant illud naviculâ per Tiberim ad deftinatum locum afportare, ille vitæ aliquem fenfum præbuit; unde ad Hofpitale delatus, & utcumque ab eo fymptomate fefe recolligens, poft duos dies in novam fyncopen lapfus, unde iterùm ejus corpus inter cadavera juftè fublata conjectum eft, cum illis terræ demandandum : fed denuò revivifcens, aptifque medicamentis recreatus, tandem à morbo in totum liberatus, adhuc in vivis degit. Sed

[*] Qu· Med. Legal. Tom. III.

fue

fut moins un sujet d'admiration, que
de frayeur pour les assistans. P.
ZACCHIAS, très-habile Médecin de
Rome, rapporte qu'un jeune homme
pestiféré tomba en syncope, & fut
porté dans cet état parmi les morts ;
ceux qui se disposoient à l'enterrer,
ayant découvert en lui quelques signes de vie, le reporterent à l'Hôpital. Deux jours après, étant de
nouveau tombé en syncope, on le crut
bien mort cette seconde fois. On le
mit avec les cadavres pour être enterré. Il donna encore des marques de
vie. Les secours qu'on lui donna eu-
rent tout le succès imaginable. Ce
jeune homme est encore vivant. Il y
en a bien d'autres qui pendant cette
maladie contagieuse ont été mis dans
le tombeau sous de fausses apparences : nous en sommes certains. Phil.
PEU, très-habile Accoucheur, fait
avec une franchise qu'on ne peut

in hâc eadem peste hìc Romæ alios
non vitâ adhuc destitutos pro mortuis sepulchro demandatos esse scimus.
Ingenuitate nunquam satis laudandâ
fatetur peritissimus quondam Chirur-
gus Parisiis, PHIL. PEU *sese,*
ut in gravidâ, quamque, nullo circa
præcordia motu, nec ullo ad specu-
lum halitu percepto, mortuam ipse-
met crediderat, sectionem Cæsaream
institueret, instanter rogatum, instru-
mento vix admoto, trepidationem
corporis, stridorem dentium, motum-
que labiorum ejusdem observasse, ac
tanto hinc terrore perculsum fuisse,
ut deinceps operationi isti se num-
quam accincturum fore voverit, nisi
de morte prægnantis certo certiorem
factum. Idem ferè non ita pridem il-
lustrissimi cujusdam viri corpus, ante
elapsos à morte creditâ viginti qua-
tuor horas, secanti contigisse fertur :
similique tragædiâ ad incitas redactum

affez louer, l'aveu d'une faute qu'il
a commife. Appellé pour faire l'Opération Céfarienne à une femme, que
l'on croyoit morte dans l'inftant, il
tâta la région du cœur & n'y apperçut aucun mouvement ; le miroir
approché de la bouche ne fut point
terni. Sur ces indices lui-même la
crut morte. A peine eut-il commencé l'opération, qu'il s'apperçut d'un
tremblement dans tout le corps de
cette femme. Elle grinça des dents
& remuoit les lévres. Cet accident
caufa une telle frayeur à ce Chirurgien, qu'il fe promit bien de ne plus
entreprendre cette opération dans
la fuite, fans avoir des preuves bien
certaines de la mort. On affure que
pareil malheur eft arrivé il n'y a pas
long-tems à un homme de la premiere diftinction que l'on vouloi
ouvrir avant l'expiration des vingt-
quatre heures depuis qu'il étoit réputé

*fuiſſe principem Anatomicorum ſui
ſæculi* VESALIUM, *ſatis ſuperque
conſtat. Verùm enim verò teſtes ho-
diernos, imò viventes deſideras. Re-
ſervatis alii occaſioni teſtimoniis aliorum quamplurium, en! Quos, quando-
cumque libitum fuerit, ipſemet auſcul-
tare poteris. Teſtatur ſpeĉlatæ integri-
tatis pater* LECLER *antehac convic-
tûs in Collegio* LUDOVICI MAGNI
*Procurator jam diu cognitiſſimus,
ſororem primæ patris ſui uxoris in
cæmeterio publico Aurelianenſi cum
annulo digitum ornante humatum
fuiſſe: ſubſecutâ poſteà noĉle ſanda-
pilam, ſpe lucri, famulum detexiſſe,
eodemque digiti, cui ſtriĉle nimis in-
hærebat annulus, amputationem mo-
liente, ſepultam illico dolorem ſibi
fieri exclamâſſe: perterrito & in fu-
gam mox cönſternato fure, ipſam di-
vulſis linteis, ædes ſuas petiiſſe, poſtea-
que circiter decennium vixiſſe, ac, prole-*

mort. L'on sçait qu'un évenement aussi funeste réduisit aux derniéres extrémités le fameux Vesale, le plus grand Anatomiste de son siécle. Ces exemples ne suffisent-ils pas? Faut-il des témoins connus, & à qui l'on puisse s'informer de la vérité des faits. Le Reverend Pere Lecler, ci-devant Procureur de la Maison des Pensionnaires au Collége de Louis le Grand, dont la probité est connue, vous dira que la sœur de la premiere femme de son pere ayant été enterrée dans le cimetiére public d'Orleans, avec une bague au doigt, un Domestique attiré par l'appas du gain, découvrit le cercueil la nuit suivante, & que ne pouvant parvenir à ôter la bague, il se disposoit à couper le doigt. La douleur fit jetter un grand cri à cette femme, ce qui effraya & mit en fuite le voleur; elle se débarrassa des linges qui l'envelop-

interim editâ, vitam mariti superêsse.
Testatur integerrimæ fidei Sacerdos,
DN. M. JOSEPHUS MARES-
CHAL Ecclesiæ Metropolitanæ Parisiensis Capellanus, ac S. Joannis
à Mottâ apud Cenomanos Prior, anno 1714. circiter, dum transiret per
plateam JOANNIS ROBERT dic-
tam, se vidisse mulierem lodice laneâ
coopertam, ante fores domûs in bi-
sellio sedentem juxta loculum, in
quo illuc delata, & è quo jamjam
extracta fuerat. Testatur idem anno
1722. vel 1723. se vidisse & audivisse
vespillonibus vicum CAMPI FLO-
RIDI petentibus obvios clamantes,
non mortuum esse, quem quærebant,
sed è feretro ereptum vivere. Testatur peritissimus Chirurgus Parisiensis
D. BENARD, se adolescentulo unà
cum patre pluribusque adstantibus in
Parochiâ Reol præsente, Religiosum
Ordinis S. Francisci, jam à tertio

poient, & revint à fa maifon. Elle
n'eft morte que dix ans après, ayant
furvécu à fon mari, dont elle eut
un enfant depuis cet accident. M.
Marefchal, Prêtre très-digne de foi,
Chapelain de Notre-Dame à Paris,
& Prieur de S. Jean de la Motte au
Mans, dit qu'environ l'année 1714.
paffant dans la rue *Jean Robert*, il
vit fur le pas d'une porte une femme
enveloppée d'une groffe couverture
de laine, affife dans un fauteuil, à
côté d'un cercueil dans lequel elle
avoit été apportée jufques-là, &
d'où on venoit de la tirer à l'inftant;
il certifie auffi avoir vu en 1722. ou
1723. des gens qui crioient aux por-
teurs de morts qui s'avançoient vers
la rue du *Champ Fleury*, que celui
qu'ils venoient chercher, étoit forti
de la bierre, & qu'il n'étoit pas mort.
M. Benard, Chirurgien de Paris,
affure qu'étant jeune, il a vû dans

vel quarto die tumulatum , è sepul-
chro protractum fuisse adhuc viventem
ac spirantem , manibus circa ligatu-
ram commorsis , sed è vestigio ferè ex-
tinctum ; imò perscripta fuisse coram
judicibus acta rei gestæ , cujus occa-
sionem dederat epistola amici monen-
tis eumdem catalepticis insultibus
obnoxium esse. Testatur honestissima
vidua D. LANDRY peritissimi olim
Calcographi , patrem suum strami-
nibus per aliquot horas mortui instar
impositum , post aquam salitam ori
infusam , suadente , quæ verè mor-
tuum esse perseveranter negaverat ,
amicâ , denuo diuque postea vixisse.
Allegata hæcce impræsentiarum suffi-
ciant ut quod celeberrimus LANCI-
SIVS inquit , Quis ignorat pestis
tempore omnem rem nonnisi tumultuariè peragi ; ac perinde leve dum-
taxat studium ad secernendos veros
à pseudo mortuis adhiberi ; *idem nobis*

la

la Paroisse de Réol en présence de
son pere & de plusieurs personnes,
tirer du tombeau un Religieux de
l'Ordre de S. François qui étoit enterré depuis trois ou quatre jours. Il
étoit encore vivant ; mais il mourut
un instant après son exhumation. Elle
fut faite sur l'avis d'un de ses amis
qui manda qu'il étoit sujet à des atta-
ques de catalepsie. La Justice dressa
un procès-verbal de ce fait. Madame
Landry, veuve du fameux Graveur
de ce nom, rapporte que son pere a
été tenu pour mort pendant plusieurs heures sur une paillasse, &
qu'il est revenu par le moyen de
l'eau salée qu'on lui fit couler dans
la bouche, par le conseil d'une de
ses amies, qui soutint avec obstination
qu'il n'étoit pas mort. Tous ces faits
suffisent pour convaincre de ce que
dit le célébre Lancisi, *Qui ignore*
qu'en tems de peste tout se fait en

non modò liceat , verùm etiam nos oporteat de quovis epidemiorum tempore , de præfeſtinatorum in Xenodochiis , in ſuburbiis , alibique funerationum frequentiâ , vindiĉtam mortis violentæ in ipſis cæmeteriis clamante , ac de horrendis ſemivivorum , imò forte viventium , poſt bellicoſos conflictus humationibus præpoperatis , ſuſpicari.

II.

NE finitæ quidem vitæ ſatis certas notas eſſe, virum, jure magni nominis, Democritum pro-

déſordre, & que l'on ne donne pas l'attention néceſſaire pour diſtinguer ceux qui ſont réellement morts, de ceux qui ne le ſont qu'en apparence. N'eſt-il pas permis de penſer que cela ſe paſſe de même parmi nous dans le tems où il regne quelque maladie épidémique, pouvons-nous en douter lorſque nous voyons dans les Hôpitaux, dans les Fauxbourgs & ailleurs, les enterremens ſi fréquens, & qui ſemblent demander vengeance de la mort violente qu'ils cauſent. Combien de gens à moitié morts, & même vivans, ſont, ſurtout après les batailles, les victimes de l'uſage terrible où l'on eſt de précipiter les enterremens.

I I.

CELSE nous apprend que *Democrite, qui étoit à juſte titre un homme de grande réputation, avoit*

posuisse, *tradit Hippocrates Latinus.*
In apoplexiâ, syncope, suffocatio-
ne, tum verâ strangulatorum, op-
pressorum, submersorum, locis an-
gustioribus inclusorum, halitibus no-
xiis infectorum, &c.... Tum spuriâ
sive nothâ hystericarum, hypochon-
driacorum, vehementioribus animi
passionibus perculsorum, aliisque ejus-
modi affectionibus, sæpe numerò in-
certa fallunt incertæ mortis signa,
non tam artis crimine, quàm aut im-
peritiâ aut negligentiâ artem profiten-
tium, atque exercentium, ut & ad-
stantium vel incuriâ, vel inopiâ,
imò quandoque malitiâ. Faciei rubor,
calor trunci, artuum flexibilium mol-
litudo, incerta vitæ nondum finitæ
signa : omninò finitæ pariter incerta
vultus pallens, frigens truncus, ex-
tremitates rigidæ, motuum sensuum-
que externorum cessatio. Vitæ supersti-
tis signa omnium certissima Pulsus

penſé que les ſignes de la mort n'étoient pas ſuffiſamment certains. L'apopléxie, la ſyncope, la vraie ſuffocation, telle que celle de ceux qu'on a étranglés, ou étouffés, des noyés, de ceux qui ont été enfermés dans des lieux trop étroits, ou expoſés à des vapeurs nuiſibles ; la fauſſe ſuffocation des femmes hyſtériques, des hypocondriaques, de ceux qui ſont ſaiſis de violentes paſſions de l'ame ; tous ces cas, & pluſieurs autres de la même nature, peuvent induire en erreur ſur les ſignes de la mort ; & ce n'eſt pas tant par l'imperfection de la Médecine, que par l'ignorance ou la négligence de ceux qui l'exercent, ou par le peu d'attention, quelquefois même par la méchanceté de ceux qui ont ſoin des malades. La couleur vermeille du viſage, la chaleur du corps, la fléxibilité des membres, ne ſont que des marques incertaines *ac Respiratio, quippe sine quibus omnino perit. Cave credas desiisse geminos hosce motus, quotiescumque intuitu, tactuve eosdem non offenderis. Scrutare paulisper utriusque tractum. Pulsum, quem in recto vel reclinato carpo non senseras, in eodem leniter incurvato fortè reperies : hîc nimirum laxa cruori quantumvis leniter appellenti cedit arteria ; isthic tensa viam præcludit : ille, qui circa radii basin profundiùs hæret, pollicem inter & os metacarpi vicinum fortè patebit. Cave interim rudiori pressione languentem hîc pulsum tactui tuo ipsemet subducas. Nec minùs cave arteriolarum in digitis propriis micationes arteriis carpi istius attribuendo, vivum existimes qui verè mortuus est. At nullo hisce in locis occurrente pulsu, omnia conclamata non illico judicandum. Temporum arterias explora ; quibus neque perceptis, carotides*

que l'on foit en vie. De même la
paleur du vifage, le froid du corps,
la roideur des extrémités, l'abolition
des mouvemens & des fens externes,
font des fignes qui ne prouvent pas
certainement que l'on foit mort. Le
poulx & la refpiration font des fignes
indubitables de la vie, car elle ne
peut fubfifter fans ces fonctions. Mais
ne croyez pas qu'elles foient entiérement éteintes lorfque vous ne les
appercevrez point. Examinez les
chofes avec foin; en faifant fléchir
le poignet, on trouve fouvent le
poulx que l'on n'avoit point fenti
quand le poignet étoit droit ou ren-
verfé. Par ce mouvement, on relâ-
che l'artére & le fang qui n'eft pouf-
fé que foiblement peut y parvenir.
Quelquefois auffi on fent l'artére
entre le pouce & le premier os du
métacarpe lorfqu'on ne la trouve
point au poignet. Il faut la tater

D d iv

canalibus cæteris ampliores, embolo-
que vitæ directiùs agitatas consule,
digitis non leviter, ut alibi, sed profundiùs sub posticâ alterutrius musculi
sternomastoidei crepidine appressis. Id-
quod etiam versus inguina in arteriis
cruralibus prudenti exercitatorum di-
gitorum attactu probè observandum.
Præter hæc, sive ultimò, etiam in
ipsis præcordiis inquirenda tum finitæ, tum non finitæ vitæ signa; inquirenda verò, non supino corpore,
sed in latus ferè converso, non sinistrum duntaxat, sed etiam dextrum.
Corpore supino, cor spinam versus
aliquo modo subsidere, adeòque à cos-
tis remotum, jam leviusculè, jam
vix ac ne vix, imò nullatenus præcordia ferire, quilibet experiri potest.
Cor plerumque ad latus sinistrum
oscillare solet; sed in nonnullis dex-
trorsum pulsare observatum, in iis
scilicet in quorum postea cadaveribus

légérement ; par une compreffion
trop forte , vous en empécheriez
la pulfation. Le battement des
petites artéres de l'extrémité de vos
doigts , peut auffi vous faire croire que le poulx bat , quoique la
perfonne foit réellement morte :
foyez également en garde contre
ces illufions. Tout n'eft pas défefpéré
lorfqu'on ne fent point le poulx où
l'on le trouve ordinairement. On
peut tâter l'artére temporale , & les
carotides. Celles-ci font confidéra-
bles & reçoivent le fang du cœur en
ligne droite. Leur fituation profonde
exige que pour les découvrir on appuye les doigts avec affez de force à
côté du bord poftérieur du mufcle
fternomaftoïdien. On peut encore tâter le poulx avec fuccès aux artéres
crurales vers la région des aines. Il
faut auffi faire des recherches à la
région du cœur , mais pour les faire

inversa tum pectoris tum abdominis
reperta fuere viscera : qualis quidem
situs insolitus fortè non semel in affec-
tibus jecoris, lienis, intestini coli,
præsertim cæci sive capitis coli, cu-
randis fefellit. Nihilominùs, quantâ
libet adhibitâ diligentiâ in prædictis
casibus, quandoque ita latent cordis
æquè ac arteriarum ictus, ut nisi
alias aliundè notas simul quæsieris,
mortuum judicares, quem vivere
rescisces post modum. Non minùs du-
bia in isto rerum statu dubiæ mortis
indicia promit scrutinium Respirationis. Consopita hæc, & veluti sepulta
quandoque torpet, ut neque visui,
neque tactui, vel levissimus circa
thoracem motus patescat. Scilicet uti
debiliores cordis & aortæ vibrationes
unà cum libero, quamvis placidissi-
mo, aëris externi ad intimos pulmo-
num recessus allapsu, vitæ aliquan-
diu protrahendæ sufficiunt, absque

utilement , il faut que le corps foit
fur le côté. Quand le corps eft fur le
dos , le cœur s'approche de l'épine ,
& s'éloigne des côtes au point qu'il
ne frappe que très-foiblement , ou
même point du tout contre elles ; c'eft
ce qu'un chacun peut éprouver fur
lui-même. Le cœur bat ordinairement du côté gauche , mais fes bat-
temens font à droite dans ceux dont
les vifcéres font tranfpofés , fingula-
rité qui a peut-être été plus d'une
fois une fource d'erreur dans le traitement des maladies du foye , de la
ratte, de l'inteftin colon & du *cœcum*.
Il faut donc avoir égard à la poffi-
bilité de cette tranfpofition dans
l'examen que nous indiquons. Cependant le mouvement du cœur &
des artéres peut échapper à toutes
ces recherches ; fi l'on n'avoit recours à d'autres fignes , on jugeroit mortes des perfonnes qui font

*ullo propemodùm in arteriis exte-
rioribus ictu manifesto, ita sola ferè
vis elastica bronchiorum & vesicula-
rum, levioribus cordis & arteriæ
pulmonaris trepidationibus adjuta,
vicem manifestæ respirationis aliqua-
tenus supplere poterit. Verùm enim
verò quamvis organa circuitui san-
guinis inservientia ulteriùs explorandi
di viæ desint, non modò Respirationis, sed sensuum motuumque in-
strumenta penitiùs inquirere poteris,
quinimo debes, ne fortasse quem
mortuum judicaveras, per temetip-
sum & vitâ & salute demum pri-
vetur.*

vivantes. L'examen de la respiration ne fournit pas dans ces circonstances des preuves plus certaines d'une mort douteuse. Ses mouvemens peuvent être absolument imperceptibles. Lorsque les vibrations du cœur & de l'aorte sont languissantes, la vertu élastique des bronches & des vésicules du poumon, aidée par de légers frémissemens du cœur & de l'artére pulmonaire, suffit alors pour la respiration, qui continue de se faire, quoiqu'insensiblement. Les recherches qu'on a faites inutilement sur les organes de la circulation du sang, ne dispensent pas de celles qu'on doit faire sur les organes de la respiration, du sentiment & du mouvement. En les négligeant on se rendroit coupable de la mort de ceux que l'on auroit privés de secours, d'après un jugement porté sur des apparences trompeuses.

III.

UT à verè mortuis diftingue-
rentur ii, de quorum morte
dubitari poffet, varia varii experimenta propofuêre. Refpirationis, fo-
pitæ, ac veluti fepultæ, figna quæ-
rentes, vel cerei accenfi flammam
ori naribufque leni & inconcuffâ ma-
nu admovent, atque iftâ huc illuc
vacillante, modò non aliundè motus
ille tremulus excitetur, vitam nondum finitam exiftimant; flammâ verò quiefcente, finitam augurantur.
Tenuiffimorum lanæ carptæ vel goffy-
pii flocculorum ope idem alii autu-
mant. Incerta profeɗò figna. Id ipfe-
met vivens vigenfque leviffimo refpirationis halitu, quotiefcumque libue-
rit, experiri poteris. Nec minùs incerta ex halitu fpeculum ori ac na-
ribus admotum offufcante figna effe,
teftantur confimiles ferè vapores ex

III.

Differens Auteurs ont pro-
pofé différentes épreuves pour
diftinguer ceux qui font véritablement morts, de ceux dont la mort
eft douteufe. Les uns pour découvrir
s'il y a encore quelques mouvemens
de refpiration, préfentent d'une main
fûre la flamme d'une bougie à la bouche & aux narines. Si la flamme vacil-
le fans qu'on puiffe attribuer ce tremblement à quelqu'autre caufe, ils jugent que la vie n'eft point entiérement éteinte. Ils penfent le contraire
fi la flamme n'eft agitée en aucun
fens. D'autres font la même expérience avec un brin très-délié de laine
cardée, ou de cotton. Il n'y a perfonne qui ne puiffe fe convaincre de
l'infuffifance de cette épreuve en mo-
dérant fa refpiration. Ces fignes ne
font donc rien moins que certains.
Nous en difons autant de l'épreuve
avec le miroir; puis qu'il s'exhale de

*ore naribufque verè defuncti adhuc
calentis exfurgentes. Ab aliis vafculo aquæ pleno fuper apophyfin, feu
epiphyfin, Xiphoidem fupini ac pror-
fus immoti corporis pofito, vitam
motus aquæ, quies verò mortem no-
tare creditur. Confultiùs foret, non
fupino ad amuffim corpore id fieri,
fed in latus alterutrum eatenùs con-
verfo, ut extrema coftæ antepe-
nultimæ cartilago fupremum obtineat
fitum, eique, ad manifeftandum vel
leviffimum in pectore motum xiphoïde
multò magis difpofitæ, vafculum im-
ponatur. Cæterùm, immotis omninò
coftis, lento, fubtili, ac placido,
folius diaphragmatis motu in prædictis cafibus aliquando peragi poffe
Refpirationis opus, ut aqua vafculo
contenta nullatenùs moveatur, expe-
rientia docuit. Cave nihilominùs,
fermentantium in abdomine verò
mortui humorum allapfu vafculum*

la

la bouche & des narines d'un cadavre encore chaud, des vapeurs capables de ternir la glace. Selon quelques-uns on peut juger qu'une personne n'est pas morte si l'on apperçoit du mouvement dans l'eau dont on aura rempli un verre posé sur l'avance xiphoïde, le sujet étant couché sur le dos. Il seroit, je pense, plus convenable qu'on fit cette expérience en mettant le sujet sur le côté, de façon que l'extrémité du cartilage de l'avant derniere côte fut la partie la plus élevée, & sur laquelle on placeroit le verre plein d'eau : il y seroit mieux que sur le cartilage xiphoïde pour appercevoir le plus léger mouvement qui se feroit dans la poitrine. Mais de plus ne sçait-on pas que pour entretenir la respiration dans les cas dont il s'agit, il suffit que le diaphragme ait du mouvement, & que ce mouvement peut être assez doux pour n'en causer aucun aux

E e

commovente decipiaris. Neque ten-
tatis incafsùm hifce , mori tuâ cul-
pâ finas quem nondum obiiffe , imò
nondum nifi tuâ negligentiâ mori-
turum effe , alia infuper probare
poterunt. Nares fternutatoriis , er-
rhinis , falibus , liquoribus acutis ,
magmate finapis , fucco cæpæ , al-
lii , raphani rufticani , &c. plu-
mularum aut penicillorum ope irri-
tandæ. Gingivæ iifdem fæpiufcule ac
fortiùs affricandæ. Verberibus , urti-
cis , &c. vellicanda tactûs organa ;
enematibus , flatu , fumo inteftina.
inflexionibus & extenfionibus com-
movendi artus. Aures fono , clamo-
re , ftrepitu moleftandæ ; cavendo
tamen , fi nullum omninò fignum
auditûs , nequidem leviffimo palpe-
brarum , labiorum , digitorumve ,
aut aliarum partium motu dederit ,
quem examinas , ipfum non audire
illico judices. Uti enim primum

côtes, ainſi le repos de la liqueur n'eſt pas une preuve que les fonctions vitales ſoient abolies ; & même l'agitation de cette liqueur ne prouve pas qu'elles ſubſiſtent, car la fermentation des humeurs pourroit exciter ce mouvement dans un mort. Quels reproches n'auroit-on pas à ſe faire ſi l'on abandonnoit un ſujet ſur lequel ces moyens auroient été éprouvés ſans ſuccès. On doit en tenter d'autres qui ſont efficaces pour rappeller d'une mort apparente à la vie. Il faut irriter l'intérieur du nez avec des ſternutatoires, des ſels & des liqueurs pénétrantes, de la moutarde, du jus d'oignon, d'ail, de raifort ſauvage, avec les barbes d'une plume ou le bout d'un pinceau. Il faut frotter fréquemment & aſſez fortement les gencives avec les mêmes drogues ; piquer les organes du tact avec des fouets, ou des orties ; irriter les inteſtins avec des lavemens, du vent de

movens cor esse censetur, ita ultimum sentiens auditûs organum esse
testantur ii , qui omni alio sensu
privati singula distinctè tunc audita
postmodum referunt. Testatur idem
historia Theologi , qui moribundo
nullum auditûs signum edenti dan-
dam non esse absolutionem priùs
docuerat ; at cùm ipsemet gravissi-
mo correptus deliquio , & omni
interim motu orbatus singula ab
adstantibus prolata audiverit , sen-
tentiam deinceps mutavit.

la fumée qu'on y introduira ; agiter
les membres par de fortes extensions
& fléxions; faire beaucoup de bruit, &
crier aux oreilles : il ne faut pas s'ima-
giner que la personne n'entend point,
parce qu'elle aura paru ne pas entendre : car de même que le cœur est
appellé le premier vivant, on peut
dire que des organes sensitifs, celui de
l'ouie est le dernier qui perd son action. L'on a là-dessus le témoignage de
ceux qui privés de l'usage de tous les
autres sens, ont entendu très-distinctement, & rapporté ensuite tout ce qui
avoit été dit pendant leur léthargie.
Un Théologien avoit toujours ensei-
gné qu'on ne devoit point donner l'ab-
solution à un agonisant qui ne témoi-
gnoit par aucun signe extérieur qu'il
eût la faculté d'entendre ; il changea
de sentiment, parce que privé lui-même de tout mouvement dans une foiblesse considérable, il avoit entendu
tout ce qui avoit été dit à côté de lui.

I V.

ULTIMO *ab illâ Medicinæ parte, cujus olim effectus evidentiſſimos Celſus ipſe prædicavit, finitæ vel non finitæ vitæ notas exquirere neceſſum eſt. Chirurgica, quæ detegendis illis aptiora putantur experimenta, pungendo, ſecando, urendo, potiſſimùm peraguntur. Diæreſibus hiſce velut à morte ad vitam quandoque revocati ſunt, quos non aliter ac ſtatuas aut truncos alia quævis affecerant tentamina. Nimirum tenuiſſimæ extremarum, quibus organum tactûs imprimis conflatur, nervorum fibrillæ, violento cuſpidis, cultelli, igniſque impulſu vellicatæ, divulſæ, diſruptæ, atque epidermidis operculo denudatæ, exquiſitiſſimas dolorum perceptiones ad commune, uti vocant, ſenſorium uſque, viâ hactenus inexplicabili ac celeritate*

I V.

DE toutes les parties de la Médecine, la Chirurgie, comme
Celfe l'a remarqué il y a long-tems,
eft celle dont les effets font les plus
certains; c'eft donc à elle qu'il faudra
enfin avoir recours pour tâcher de
trouver des fignes de la vie ou de la
mort. Les épreuves chirurgiques les
plus convenables dans ce cas, font
des piquures, des incifions, ou des
brûlures. Par ces moyens on a
quelquefois réuffi à rappeller à la
vie des perfonnes fur lefquelles les
autres épreuves avoient été entiérement inutiles. L'irritation & la di-
vulfion que les épreuves chirurgiques
caufent aux houpes nerveufes dont
l'organe du tact eft formé, produi-
fent une fenfation douloureufe des
plus vives, dont la communication
au fiége de l'ame fe fait avec une
viteffe étonnante, & d'une maniere

promiscuâ, continuant. *Punctiones
in volis manuum, pedumque plantis,
scarificationes scapularum, humero-
rum, brachiorum, &c.* efficacia quandoque reperta sunt circa dubiam mortem experimenta. Felici licèt temerario
ausu quidam prælongam aciculam
sub ungue digiti pedis mulierculæ
apoplecticæ nullum vitæ signum præ-
bentis adigens, momento citiùs illam
excitavit. Sectionibus patuisse notas
vitæ nondum finitæ, satis probant
allata superiùs exempla. Efficacissima tandem judicantur dubiam mortem explorandi tentamenta, quæ ab
Ustione desumuntur. Ita plebeïos aliquot, quos nullum, quantumvis va-
lidum atroxque remedium à fortibus
apoplexiis excitaverat, ad vitam su-
bitò revocatos per admota plantis pedum ignita ferramenta fuisse, memorat
suprà laudatus, ac nunquam satis laudandus LANCISIUS. Eadem eumdem

quꞌou

qu'on ne peut expliquer jusqu'ici.
C'est par cette raison que les piquûres
dans les mains ou à la plante des
pieds, les scarifications sur les épaules & les bras, &c. ont servi quelquefois à découvrir que les apparences de la mort étoient trompeuses :
c'est aussi par cette raison qu'une
femme a été tirée d'une attaque d'apopléxie en lui faisant entrer profondément une longue aiguille sous l'ongle
d'un des doigts du pied ; moyen dont
le succès ne justifie pas la témérité.
Les incisions peuvent produire le même effet : enfin la cautérisation est
regardée comme un moyen très-effi-
cace. LANCISI, dont le témoignage
est si respectable, rapporte que des
gens du peuple que les remédes les
plus violens n'avoient pû réveiller
d'un assoupissement apoplectique,
ont été sur le champ rappellés à la vie
par des fers rouges qu'on approcha

in scopum vertici capitis imponendæ alii suadent. Pari quoque successu manibus, brachiis, aliisve in cute locis, applicari possunt aqua fervida, cera vel simplex vel liquefacta, vel hispanica incensa, funiculus ardens. Huc etiam referri queunt frictiones validæ, exemplo Medici, qui, cùm in decumbente pro mortuo habito membra adhuc flexibilia animadvertisset, quamvis nullo pulsu, nullo per admotum ori gossypium halitu, nullo per enema quantumvis acre effectu, plantas pedum setaceo fortissimæ muriæ immerso, per tres horæ quadrantes continuâ frictione fortissimâ tractando, eum ad vitam revocavit. Nihilominus ista quoque licèt alias efficacissima, sperato caruisse successu experimenta, missis aliis exemplis, sola instar omnium Regiæ Scientiarum Academiæ communicata evincit historia de milite quodam ignita

de la plante de leurs pieds. Quelques autres conseillent qu'on mette les fers rouges sur le sommet de la tête. L'on peut exciter avec succès, sur les mains, les bras ou autres parties du corps une sensation douloureuse avec l'eau bouillante, la cire ordinaire ou la cire d'Espagne brûlante, ou avec une mèche allumée. Les frictions violentes opérent à peu près de la même maniére. On lit dans les Ouvrages de l'Académie des Curieux de la nature, qu'un Médecin

» s'étant apperçu qu'un homme
» qu'on croyoit mort, avoit encore
» les membres fléxibles, quoiqu'on
» ne sentit point de poulx, que l'im-
» mobilité du coton déposât contre
» l'existence de la respiration, & que
» les lavemens les plus âcres fussent
» sans effet, il fit frotter fortement
» la plante des pieds de cet homme
» avec une étoffe *de crin*, pénétrée

ferramenta nullatenùs fentiente, fal-
vis licet omnibus motuum volun-
tariorum organis.

V.

QU I D *indè, quorfum tot mo-*
limina, ais ? Quænam fic
pungendi, fecandi, urendi ratio ?
En ! Quia me veftigia terrent, ipfum
me ferali bis addiÛum involucro,
primâ vice puerum, adolefcentem fe-
cundâ, judicante medico. Præterea,
jam dudum monente ZACCHIA,
non debet hominum vulgus peritos

» d'une saumure très-forte, & par
» ce moyen le rappella à la vie ».
Quelque utiles que ces épreuves paroissent, elles peuvent néanmoins
être fautives ; entre plusieurs exemples qui le prouvent, il suffit de citer
une observation communiquée à
l'Académie Royale des Sciences. Un
Soldat ne sentoit point la chaleur
d'un fer rouge quoiqu'il eut conservé la puissance motrice des parties
qui étoient devenues insensibles.

V.

QUE resultera-t-il, me direz-
vous, de tout ce que vous pro-
posez ; à quoi bon, piquer, inciser,
& brûler ainsi les corps ? A quoi bon !
Le voici : L'exemple des autres m'é-
pouvante, moi surtout qui au jugement même de Médecin, ai été re-
puté mort & enseveli deux fois, l'une
dans mon enfance, & l'autre étant

F f iij

Medicos irridere, si nonnulla circa
eos qui mortui putantur, aut verè
mortui sunt, machinantur, ut eos
deprehendant an vita adhuc supersit,
nec ne. *Locum hic meretur quòd ex
Fabio exclamante citat inclytissimus
Lancisius* „ *unde putatis inven-
„ tos tardos funerum apparatus?
„ Unde quòd exequias planctibus,
„ ploratu, magno semper inquieta-
„ mus ululatu? Quàm quòd vidimus
„ frequenter post conclamata supre-
„ ma redeuntes.* „ Prudenter itaque
lege vetitum est, *addit ibidem celeberrimus Archiater*, quoscumque
mortuos, & eos præsertim, qui re-
pentè decesserunt, statim sepelire:
*rogatque deinceps, non tantùm me-
dicos, sed etiam pios qui ex insti-
tuto animæ assistunt, ut indiciis
utantur propositis; utque Medici
firmata novis experimentis inve-
niant præsidia, quorum ministerio*

adolescent. *Au surplus le commun des hommes*, comme l'a remarqué Zacchias, *ne doit pas se mocquer de l'habileté des Médecins qui feroient des expériences sur ceux que l'on croiroit morts, ou qui le feroient véritablement, pour tâcher de découvrir si la vie subsiste encore, ou si elle est entierement éteinte.* Nous pouvons citer ici ce que LANCISI rapporte d'après Quintilien : » D'où » croyez-vous que soit venue la cou- » tume de différer les enterremens ; » pourquoi troublons-nous les pom- » pes funébres, par nos pleurs, nos » gémissemens & nos cris, si ce n'est » parce qu'on a vû souvent des gens » qu'on croyoit morts revenir à la » vie contre toute espérance. » *C'est pourquoi*, continue ce sçavant homme, *on ne peut trop louer la sagesse de la loi qui défend d'ensevelir précipitamment les morts, & surtout*

*ægri vel à morte penitus vindi-
cari , vel saltem tantùm temporis
lucrari valeant , ut crimina vitæ ,
(quod cardo rei est) sacrâ exomo-
logesi expiare , seséque numini com-
mendare possint.* Non absimile pieta-
tis medicæ specimen jam olim dederat oraculum Scholæ Parisiensis
RIOLANUS , ubi de suspensorum
cadaveribus, sectioni anatomicæ des-
tinatis; Quamdiu , *inquit* , calet corpus , si parum distat à suspendio ,
incidi non debet , quoniam huma-
nitas & pietas à nobis exigunt , ut si
quis vitæ nondum extinctæ spiritus
affulgeat , omni arte suscitetur , ut
vita misero restituatur ad pœniten-
tiam agendam. *At verò quando quidem , præcipuè in casibus memoratis ,
nulla absolutè certa finitæ vitæ signa , præter livescentes in corpore
maculas , atque exhalantem inde fæ-
torem cadaverosum , ab alio quovis*

ceux dont la mort a été subite. Il prie enfuite les Médecins, de même que les perfonnes pieufes dont l'état eft d'exhorter les mourans, de faire ufage des moyens propofés. Il exhorte furtout les Médecins à chercher des nouveaux moyens par lefquels on puiffe fouftraire des victimes à la mort, ou du moins gagner affez de tems pour que ceux que l'on ne pourra réchaper puiffent au moins fe reconnoître & faire les actes de religion néceffaires. Le grand Riolan, un des flambeaux de l'école de Médecine de Paris, a donné des marques à peu près pareilles de fa charité en parlant des corps des justiciés qu'on deftine aux diffections anatomiques. *Il ne faut y procéder,* dit il, *tant que le corps eft chaud, & s'il n'y a pas long-tems que l'exécution foit faite; la religion & l'humanité exigent que l'on donne à ces*

fœtore, etiam stercoreo, ut & ulceribus quibusdam proprio, distinguendum, hactenùs inventa sint; tutissimum erit, eò usque in lecto relinquere obiisse creditum, relictis simul circa eumdem tanquam vivum stragulis, tegmine, ac pulvinari, nec nisi post biduum triduumve, toto corpore inter ipsa eadem stragula frigefacto, artubusque planè rigentibus, ferali apparatu tractare. Cedro dignissima praeclari Venetorum Machaonis TERILLI sententia haece : Cùm ex dictis satis constet, vitam omni vitali functione interdum ita frustrari, & ita latenter includi, ut à cadaveribus hujusmodi corpora nihil differre videantur; ideo, ne pietati, & Christianae Religioni, viventia adhuc tumulando, injuria aliqua fiat, debitum tempus statuendum est, quo vitam si qua lateat, suscitari, exspectare debemus. Est autem (ut inquit major Auctorum pars)

malheureux , tous les ſecours convenables pour les rappeller à la vie ,
afin qu'ils puiſſent faire pénitence de
leurs crimes. Mais comme il n'y a ,
(ſurtout dans les cas dont nous par-
lons) aucun ſigne certain de la mort ,
que les taches livides du ſujet &
l'odeur cadavéreuſe qui en exhale ,
odeur bien différente de toutes celles qui émanent des excrémens , de
certains ulcéres , &c. le plus ſûr ſera
de garder dans le lit pendant deux
ou trois jours celui que l'on croira
mort , avec ſes draps , ſes couvertures
& ſes oreillers , comme s'il étoit vivant. On le laiſſera ainſi juſqu'à ce
qu'il ſoit froid & devenu roide. Le
ſentiment du célébre TERILLI Médecin de Veniſe , mériteroit d'être
gravé en lettres d'or.... *Comme il eſt*
très-certain , par tout ce qui a été dit ,
que les fonctions vitales peuvent être
diminuées au point que le corps

ſpatium trium dierum naturalium ;
quod ſeptuaginta duabus horis per-
ficitur , &c. Quod ſi hoc tempore
nullum vitæ veſtigium conſpiciatur ,
ſed potiùs pravum odorem cadavera
emiſerint , certæ mortis argumentum
clariſſimum exiſtit , & tunc ullo
abſque ſcrupulo talia corpora repo-
nenda. *Huic ſententiæ ſubſcribens
conſultiſſimus* ZACCHIAS : Pro certo ergo concludendum , *ait* , homi-
nem verè mortuum non niſi inci-
piente putredine cadaveris certò co-
gnoſci poſſe. *Non mirum itaque teſ-
tamento caviſſe quoſdam , ne vitam
cum morte omnino commutaſſe putati
è lecto ad feralia extrahantur , niſi
elapſis ad minimum horis quadra-
ginta octo , factiſque priùs ferro &
igne experimentis minùs incerta mortis ſigna manifeſtantibus. Idem ferè non
ita pridem initio currentis anni teſta-
mento nobiliſſimæ canonicæ D. de*

paroisse tout à fait semblable à celui
d'un mort, il est à propos qu'on dif-
fère les enterremens assez de tems,
pour que la vie puisse se manifester ;
la charité & la religion ne permettent
pas qu'on s'expose, faute de cette
précaution, à enterrer des personnes qui
ne sont point réellement mortes. Selon tous les Auteurs il faut attendre trois jours naturels, ou soixante
& douze heures. Si pendant ce tems
on n'apperçoit aucun signe de vie, &
qu'au contraire les corps exhalent
une odeur fœtide, c'est une preuve infaillible de la mort, & l'on peut les
enterrer sans scrupulule. Zacchias est
aussi de cet avis ; *un commencement*
de putréfaction, est le seul signe cer-
tain de la mort. Il ne faut donc pas
être surpris si quelques personnes,
dans la crainte d'être enterrées vivantes, ont ordonné par leur testament qu'on ne les enterrât qu'au

*CORBEVILLE cautum, atque à per-
illustri Hærede ad amussim observatum fuisse, cuilibet pernotuit. Imò
idem cæteraque antè exposita, ut &
alia ejusmodi, fiant nobismet ipsis
in eodem versantibus statu enixè ob-
testamur.*

Ergò mortis incertæ signa non
minùs incerta à Chirurgicis, quàm
ab aliis experimentis.

F I N.

bout de quarante-huit heures, &
après qu'on auroit fait sur elles les
épreuves chirurgiques qui peuvent
servir à constater la mort. Tout le
monde sçait que Madame de Corbeville, fille de distinction, & Cha-
noinesse, a prescrit ces précautions
dans son testament, & je desire bien
fort qu'on ait les mêmes attentions
pour moi lorsque je serai dans le
même cas.

Donc *les épreuves Chirurgiques ne
donnent pas des signes plus certains
d'une mort douteuse que les autres
épreuves.*

FIN.

T A B L E

DES MATIERES.

A.

B.

D

DEGLUTITION des alimens ; comment elle se fait, 267.

DEMOCRITE a pensé que les signes de la mort ne sont pas suffisamment certains, 9. *Celse* a refuté cette opinion, 12. Jugement que M. Leclerc en a porté, 16.

DESFONTAINES, (L'Abbé) son sentiment sur le projet de conserver les morts jusqu'à putréfaction, 162.

DETHARDING, son opinion sur la cause de la mort des noyés, 232. Son sentiment ne paroît ni conforme aux connoissances les plus certaines de l'Anatomie, ni a l'expérience, 232 & 235. Il propose l'opération de la bronchotomie pour les noyés, 293.

DEVAUX (Feu M.) donne une formule pour faire en Justice des rapports sur les noyés, 265.

E

EMBAUMEMENS, leur utilité, 97. Origine de la coutume d'embaumer les morts, 169. Embaume-

L.

M

Machine pour souffler aisément
de la fumée de tabac dans les
intestins, inventée en Angleterre,
281 ; perfectionnée en Hollande
par M. *Mussembroech*, 282.

N

Q

R

T

Extrait

Extrait des Registres de l'Academie Royale de Chirurgie.

Du 6 Novembre 1751.

MOnsieur Louis, Conseiller du Comité perpétuel de l'Académie Royale de Chirurgie, & Commissaire pour les extraits, ayant présenté à la Compagnie un ouvrage qui a pour titre : *Lettres sur la Certitude des signes de la Mort, où l'on rassure les Citoyens de la crainte d'être enterrés vivans.* Elle a nommé pour l'examiner Messieurs Simon & Andouillé, membres de l'Académie, lesquels en ayant fait un rapport très-avantageux, elle a consenti à ce que M. Louis en publiant cet Ouvrage, prenne la qualité de membre de l'Académie : en foi de quoi j'ai donné le présent extrait des Registres. A Paris ce 6 Novembre 1751.

Signé, MORAND, Sécrétaire perpétuel de l'Académie.

ERRATA.

Page 13. à la note *ne protinus cri-*
men artis effet, lifez *nec protinus cri-*
men artis effe.

Page 88. ligne 10. devroit, *lifez*
devoit.

Page 227. ligne 11. ces confé-
quences ne peuvent, *lifez* cette derniére conféquence ne peut.

Page 263. ligne 21. mouffeux,
lifez morveux.

Page 264. ligne 13. mouffe, *lifez*
morve.

faire imprimer, vendre, faire vendre, débiter ni contrefaire ledit Ouvrage, ni d'en faire aucun extrait sous quelque prétexte que ce soit d'augmentation, correction, changement ou autres, sans la permission expresse & par écrit dudit Exposant, ou de ceux qui auront droit de lui, à peine de confiscation des Exemplaires contrefaits, & de trois mille livres d'amende contre chacun des Contrevenans; dont un tiers à Nous, un tiers à l'Hôtel - Dieu de Paris, & l'autre tiers audit Exposant, ou à celui qui aura droit de lui, & de tous dépens, dommages & intérêts; A la charge que ces Présentes seront enregistrées tout au long sur le Registre de la Communauté des Imprimeurs & Libraires de Paris, dans trois mois de la date d'icelles : Que l'impression dudit Ouvrage sera faite dans notre Royaume & non ailleurs, en bon papier & beaux caractéres, conformément à la feuille imprimée, attachée pour modéle sous le contre-scel des presentes, que l'Impétrant se conformera en tout aux Réglemens de la Librairie, & notamment à celui du 10 Avril 1725. qu'avant de l'exposer en vente, le Manuscrit qui aura servi de Copie à l'impression dudit Ouvrage, sera remis dans le même état où l'Approbation y aura été donnée, és mains de notre très-cher & féal Chancelier de France le Sieur DE LAMOIGNON; & qu'il en sera ensuite remis deux Exemplaires dans notre Bibliothéque publique;

un dans celle de notre Château du Louvre,
& un dans celle de notredit très-cher & féal
Chevalier, Chancelier de France, le Sieur
DELAMOIGNON, & un dans celle de
notre très-cher & féal Chevalier Garde des
Sceaux de France le Sieur DEMACHAULT,
Commandeur de nos Ordres, le tout à
peine de nullité des Préfentes. Du contenu
defquelles vous mandons & enjoignons de
faire jouir ledit Expofant & fes ayant caufes
pleinement & paifiblement, fans fouffrir
qu'il leur foit fait aucun trouble ou em-
pêchement. Voulons que la Copie des Préfentes, qui fera imprimée tout au long au
commencement ou à la fin dudit Ouvrage,
foit tenue pour dûment fignifiée, & qu'aux
copies collationnées par l'un de nos amés &
féaux Confeillers & Secrétaires, foi foit
ajoutée comme à l'original; Commandons
au Premier notre Huiffier ou Sergent, de
faire pour l'éxécution d'icelles, tous Actes
requis & néceffaires, fans demander autre
permiffion, & nonobftant clameur de Ha-
ro, Charte Normande, & Lettres à ce
contraires: Car tel eft notre plaifir. DONNÉ
à Verfailles, le vingtiéme jour du mois
de Décembre, l'an de grace mil fept cent
cinquante-un, & de notre Régne le trente-
feptiéme. Par le Roi en fon Confeil.

Signé SAINSON.

*Regiftré fur le Regiftre XII. de la Cham-
bre Royale & Syndicale des Libraires &*

Imprimeurs de Paris, N°. 683. *fol.* 54v. conformément au Réglement de 1723. qui fait défenses art. IV. à toutes personnes de quelque qualité qu'elles soient, autres que les Libraires & Imprimeurs de vendre, débiter & faire afficher aucuns Livres pour les vendre en leurs noms, soit qu'ils s'en disent les Auteurs ou autrement, & à la charge de fournir à la susdite Chambre neuf exemplaires de chacun, prescrits par l'article CVIII. du même Réglement. A Paris, le vingt-quatre Décembre, 1751.

Signé, J. B. COIGNARD, Syndic.